教育部人文社会科学研究一般项目资助
（项目编号 10YJA710057）

20世纪30年代苏区卫生防疫研究

田 刚 陈 莹◎编著

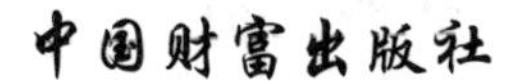

图书在版编目（CIP）数据

20世纪30年代苏区卫生防疫研究／田刚，陈莹编著．—北京：中国财富出版社，2017.1

ISBN 978-7-5047-6331-0

Ⅰ．①2…　Ⅱ．①田…　②陈…　Ⅲ．①中央苏区—卫生防疫—研究　Ⅳ．①R185

中国版本图书馆CIP数据核字（2016）第292090号

策划编辑	黄　华	责任编辑	单元花		
责任印制	方朋远	责任校对	杨小静　张营营	责任发行	邢有涛

出版发行	中国财富出版社		
社　址	北京市丰台区南四环西路188号5区20楼	邮政编码	100070
电　话	010-52227568（发行部）		010-52227588转307（总编室）
	010-68589540（读者服务部）		010-52227588转305（质检部）
网　址	http://www.cfpress.com.cn		
经　销	新华书店		
印　刷	北京京都六环印刷厂		
书　号	ISBN 978-7-5047-6331-0/R·0093		
开　本	710mm×1000mm　1/16	版　次	2017年1月第1版
印　张	15.75	印　次	2017年1月第1次印刷
字　数	249千字	定　价	42.00元

前　言

生命的存在乃是人类社会的最高伦理，关爱生命、珍视健康，是人类社会和每一生命个体的必然要求，因此，保护生命、防治疾病的医疗卫生贯穿于人类历史的全过程。然而真正包容社会全体成员、着力于人民群众的卫生事业的先行者却始自中国共产党。

1921 年，中国共产党正式成立。党的第一次全国代表大会就确定了自己的纲领“以无产阶级革命军队推翻资产阶级”“采用无产阶级专政，以达到阶级斗争的目的——消灭阶级”“废除私有制”，最终实现共产主义。这一纲领表明，中国共产党从它一成立就确定要为谋求工人阶级和人民群众的解放而奋斗。

在建党时期领导工人运动之时，早期共产党人就关注到工人群众生命健康的问题。在《劳动组合书记部成立宣言》中就指出，工人“把劳动力卖给资本剥夺者，换到极少的工钱。他们用血汗换来的工钱，多半不能维持自己的生活，受饥受冻的劳工，随处都可以发现，还有千万的小孩子们，不分日夜，到纺织等工厂里去做工，工作时间多半是每天 12 个钟头。他们的健康是牺牲在这剥削制度之下”。因此，党的第一次全国代表大会就决定，集中力量组织工人阶级和开展工人运动，建立公开的领导工人运动的组织——中国劳动组合书记部和各地分部，把工人群众发动和组织起来，掀起了轰轰烈烈的第一次工人运动高潮。

在列宁的民族和殖民地问题理论指导下，总结领导工人运动的实践经验，中国共产党的第二次全国代表大会就制定了党的最高纲领和最低纲领。最高纲领是“建立劳农专政的政治，铲除私有财产制度，渐次达到一个共产主义的社会”。最低纲领即党在民主革命阶段的纲领是：“消除内乱，打倒军阀，建设国内和平；推翻国际帝国主义的压迫，达到中华民族完全独立；统一中国为真正的民主共和国”。在这一纲领指导之下，中国共产党人代表工人阶级和广大劳动人民的利益，提出了具体的改善待遇、保护生命的奋斗目标："制定关于工人和农人们及妇女的法律：1. 改良工人待遇：（甲）废除包工制，（乙）八小时工休制，（丙）工厂设立工人医院及其他卫生设备，（丁）工厂保险，（戊）保护女工和童工，（己）保护失业工人等；2. 废除丁漕等重税，规定全国——城市及乡村——土地税则；3. 废除厘金及一切额外税则，规定累进率所得税；4. 规定限制田租率的法律；5. 废除一切束缚女子的法律，女子在政治上、经济上、社会上、教育上一律享受平等权利；6. 改良教育制度，实行教育普及。"①

随后，中国劳动组合书记部领导工人群众进行声势浩大的劳动立法运动，要求保障工人政治上自由，改良经济生活，参加劳动管理，对工人实行劳动补习教育，并提出劳动法案大纲十九条。②

对于劳动立法运动值得一提的是，早在1921年4月，毛泽东在领导湖南工人运动中就注意到劳动立法问题，体现了他对工人生命的珍视。在《省宪法草案的最大缺点》一文中毛泽东强调，真正代表民意的省宪法，必须注重保护劳工利益，对劳动法作出明确规定。③ 1922年5月1日，他在《大公报》上发表《更宜注意的问题》一文论述了政府必须给予工人的基本合法权利：第一，劳工的生存权。有劳动能力的人和没有劳动能力的老年人、小孩子都应有取得保存他生命的食物的权利。第二，劳工的劳动权。一个人在18岁以上60岁以下有气有力的时候，都应该把工给他做。社会无事可做时，应该本着罪不在工人的理由而给予他们平常的工资。第三，劳动全收权。工人所生产的东西的全部价值，除去成本、固定资产折旧以外，应该全部归工人。④

在中国共产党领导下，工人群众纷纷组织起来，掀起了轰轰烈烈的工人

---

① 《中国共产党第二次代表大会宣言》，《中共中央文件选集》（1921—1925），中共中央党校出版社，1982年版，第77～78页。

② 田刚，刘明逵：《中国近代工人阶级和工人运动》（四），中共中央党校出版社，2001年版，第329～332页。

③ 湖南《大公报》，1921年4月25日。

④ 《毛泽东文集》第1卷，人民出版社，1993年版，第8页。

运动高潮，从1922年年初香港海员大罢工到1923年“二七”京汉铁路工人大罢工，全国发生大小罢工100多次，参加罢工斗争的工人达30多万人。工人们组织起工会，以罢工为手段，进行了卓有成效的政治斗争和经济斗争，争取了相应的政治权利，改善了劳动条件，提高了生活水平，一定程度上取得了“增薪减时”有利工人健康的成果。党在领导工人运动的同时，也发动了中国农民运动。党的二大宣言指出，中国“农民因为土地缺乏，人口稠密，天灾流行，战争和土匪的扰乱，军阀的额外征税和剥削，外国商品的压迫，生活程度的增高等原因，以致日趋穷困和痛苦……如果贫苦农民要除去穷困和痛苦的环境，那就非起来革命不可”，因此“中国三万万的农民，乃是革命运动中的最大要素”[①]，要把他们发动和组织起来。在建党时期，早期共产党人就领导了浙江萧山衙前农民运动和广东海陆丰农民运动，在明确农民运动的主要任务是减租的同时，也提出“改变一切陋习”“办理农民医院，育婴，养老，及其他扶助等项”，以“图农民生活之改造”[②]。

中国共产党以人为本、尊重生命、维护人民群众健康的思想由来已久，第一次国内革命战争时期，在领导工人运动和农民运动的过程中，也进行过创办“罢工医院”“农民医院”等初步实践，但是全面建立人民医疗卫生机构却是在创建工农红军、开辟农村革命根据地的过程中。

1927年蒋介石叛变革命，发动四一二反革命政变，将共产党人和革命的工农群众打入血泊之中。在严重的白色恐怖之下，以毛泽东为代表的中国共产党人高举武装斗争的大旗，进行一系列武装起义，开始了武装反抗国民党、创建红军和革命根据地的历程。

1927年8月7日，中共中央在汉口原俄租界三教街41号（现为鄱阳街139号）召开了中央紧急会议（因出席的中央委员不到半数，既不是中央全会，也不是中央政治局会议，故称为中央紧急会议），即八七会议。这次会议纠正和结束了党内的右倾机会主义错误，总结了第一次大革命失败的经验教

---

① 《中国共产党第二次代表大会宣言》，《中共中央文件选集》（1921—1925），中共中央党校出版社，1982年版，第76页。

② 《中国农民状况及我们运动的方针》，《邓中夏文集》，人民出版社，1983年版，第55页。

训，确定了土地革命和武装反抗国民党反动派的总方针，选举产生了新的党中央领导机构。会议通过的《最近农民斗争的议决案》指出："共产党现时最主要的任务是有系统的、有计划的、尽可能地在广大区域中准备农民的总暴动，利用今年秋收时期农村中阶级斗争剧烈的关键……"会议要求中央党、团机关"应当在极短期间调最积极的、坚强的、革命性稳定的、有斗争经验的同志尽量分配到各主要的省份做农民暴动的组织者。"① 给正处于思想混乱和组织涣散的中国共产党指明了新的出路。

1927年8月1日，在以周恩来为书记的中共前敌委员会和贺龙、叶挺、朱德、刘伯承等人的领导下，三万余名北伐军在南昌举行武装起义，全歼驻南昌守军，成立了以共产党为领导核心、有国民党左派人士参加的中国国民党革命委员会，发表了由十五名在国共合作时期担任国民党中央委员的共产党员和七名国民党左派人士共同署名的《中央委员宣言》，义正词严地揭露了蒋介石、汪精卫的叛变行为，强调反对帝国主义，扫除新旧军阀，为解决土地问题而斗争。但由于缺乏经验，起义部队没有同湘鄂赣地区的农民运动结合起来，开展土地革命战争，而是南下广东，企图打开海口，争取外援，重建广东革命根据地，再次举行北伐。在南下途中又两次分兵，屡遭敌人围追堵截，部队损伤甚众。突围部队，一部分在董朗和颜昌颐等人的带领下撤至海陆丰，与彭湃领导的农军会合。另一部分在朱德、陈毅等人率领下，进军粤北，转战湘南，1928年年初发动湘南起义，改编为工农革命军第一师，朱德任师长，陈毅任党代表。湘南起义农军分别改编为工农革命军第三、第四、第七师。同年4月到达井冈山，与毛泽东领导的秋收起义部队会师。南昌起义，打响了武装反抗国民党反动统治的第一枪，标志着中国共产党独立地创造革命军队和领导革命战争的开始。

1927年9月9日，毛泽东领导了湘赣边界秋收起义。八七会议后，毛泽东受中共中央的委派，以中共中央特派员的身份，领导了湘赣边界的秋收起义。这次起义不再沿用国民革命军的番号，而将起义部队统一编为工农革命

① 《中共中央文件选集》(3)，中共中央党校出版社，1982年版，第225页。

军第一军第一师，卢德铭任总指挥，余洒度任师长，下辖四个团：以原武汉国民政府警卫团为主力编为第一团；以安源工人纠察队、矿警队和萍乡等地的农民自卫军编为第二团；以原武汉国民政府警卫团一个营和浏阳部分工农武装编为第三团；参加起义部队共约 5000 人；第四团是收编的黔军邱国轩团。按照计划三个团发动起义成功后，会攻长沙。但是，第一团从江西修水出发，向长寿街进攻受挫，被迫转移。第二团在安源起义后，进攻萍乡未克，西进攻占了老关、醴陵，又北进占领浏阳，后陷入优势敌人的包围。第三团于 9 月 11 日在铜鼓起义，胜利占领了白沙镇，9 月 12 日又占领东门市。9 月 14 日敌人兵分两路包围第三团，该团被迫向上坪撤退。第四团叛变给起义造成了一定的损失。在起义部队均受挫的情况下，毛泽东当机立断改变了攻打长沙的计划，并以前委书记的名义通知起义各部队到浏阳县文家市集结。9 月 19 日前敌委员会召开了会议。根据敌强我弱的形势，会议改变了攻打长沙的计划，决定保存实力，向敌人统治力量薄弱的农村中去坚持武装斗争，发展革命力量。9 月 29 日，起义部队到达永新县三湾村时已不足千人，而且官多兵少，部队思想混乱，组织纪律性差。当天晚上，毛泽东召开了前敌委员会会议，决定对部队进行整编，这就是著名的“三湾改编”。10 月 3 日，起义部队离开三湾村，开始向井冈山进军，开创了中国共产党领导下的第一个农村革命根据地。

1927 年 11 月 26 日，中共广东省委根据党中央的指示，决定以我党领导的第四军教导团（第四军参谋长叶剑英兼任该团团长）、警卫团一部和广州工人赤卫队为骨干，在广州发动武装起义，夺取并固守广州，促进全省起义，进而夺取全省政权。1927 年 12 月 11 日，在张太雷、叶挺、恽代英、叶剑英、杨殷、周文雍、聂荣臻等人的领导下，发动广州武装起义，并成立了广州苏维埃政府。广州起义，引起了美、英、日、法等帝国主义的武装干涉，终因敌我力量悬殊被迫撤出广州市区。撤出的部队，一部分在花县整编为工农革命军第四师，转移到海陆丰地区坚持革命斗争；另一部分突围到广西的左右江地区，领导农民开展游击战争；还有一少部分开到韶关，参加了朱德、陈毅领导的南昌起义部队。广州起义是继南昌起义、秋收起义之后对国民党反动派进行的又一次积极而英勇的反击。

在八七会议精神指导下，以三大起义为代表，中国共产党人在全国各地领导了一百多次武装起义。其中规模和影响比较大的有：1927 年 9 月中共鄂中特委领导的洪湖地区农民起义，10 月中共东江特委和彭湃领导的海陆丰农民起义，11 月中共鄂东特委领导的黄安、麻城等县农民起义，1928 年 1 月方志敏、邵式平等领导的赣东北弋阳、横峰农民起义，3 月贺龙、周逸群等领导的湘鄂边武装起义，4 月中共陕西省委和刘志丹、唐澍等领导的渭南、华县起义，5 月中共北江特委和王若飞等领导的泰兴、如皋等县农民起义，7 月彭德怀、滕代远、黄公略等领导的湖南平江起义，1929 年 12 月邓小平、张云逸等领导的广西百色起义。

这些起义以自己的浴血奋战、流血牺牲，为创建红军开辟革命根据地提供了经验教训，做出贡献。总结这些经验教训，以毛泽东同志为代表的中国共产党人终于形成了“工农武装割据”的思想理论和方法，开辟了建立农村革命根据地、以农村包围城市、最后夺取全国政权的中国革命新道路。

为了保证中国革命的顺利进行并取得最终胜利，就必须建立一支强大的人民军队，就必须具备相应的卫生保障体系。于是，在发动武装起义建立农村革命根据地的同时，党领导的卫生防疫工作开始了。

1927 年 10 月 7 日，毛泽东领导秋收起义部队到达宁冈县的茅坪，开始了开辟和创建井冈山革命根据地的斗争，至 1928 年 2 月，先后建立了湖南茶陵和江西遂川、万安、宁冈等县的工农兵政府，井冈山革命根据地初具规模。1928 年 4 月 28 日，朱德、陈毅等率领南昌起义军余部和湘南农军来到井冈山，与毛泽东率领的工农革命军在宁冈砻市胜利会师，组建成立中国工农红军第四军，朱德任军长，毛泽东任军党代表。5 月 20 日至 22 日，毛泽东在宁冈县茅坪主持召开中共湘赣边界第一次代表大会选举成立了中共湘赣边界特委，毛泽东任书记，接着又在茅坪仓坪村成立湘赣边界工农兵苏维埃政府。井冈山革命根据地正式形成。

“苏维埃”的称谓是俄文译音，意即“会议”或“代表会议”，是列宁创造的无产阶级政权的崭新形式，中国共产党是马克思主义政党，代表最广大人民群众的利益，必然会把建立劳动人民当家作主的政权，作为自己的任务，1927年9月19日，中共临时中央政治局指示全党“在革命斗争新的高潮中成立苏维埃”①。湘赣边界工农兵苏维埃政府就是在这一背景下成立的。

与此同时，苏维埃政权与苏维埃区域由点及面，遍及赣东北、闽西、闽南、湘东、湘南、粤东、豫南、皖东等地，至1930年3月，在赣西、赣南苏维埃政府的基础上，成立了赣西南苏维埃政府，形成了统辖35县的赣西南苏区。在福建西部，建立了闽西苏维埃政府，形成了统辖五县的闽西苏区。

1930年国民党阵营发生的中原大战，客观上为苏区的发展提供了便利条件。全国创建了大大小小十几块苏维埃区域，形成星火燎原之势，在这种有利形势下，由于共产国际的推动，中共中央决定筹备建立中国苏维埃中央政府，统一对全国各苏区的领导，为此1930年5月20日在上海召开了全国苏维埃区域代表大会，大会决定：1930年11月7日在上海秘密召开中华工农兵苏维埃第一次全国代表大会（简称“一苏大会”），成立中华苏维埃共和国临时中央政府。同时决定组织中华工农兵苏维埃第一次全国代表大会中央准备委员会（简称“中准会”）。② 1930年9月12日召开的“中准会”成立大会根据共产国际意见，同时鉴于“一苏大会”的准备工作尚未就绪决定：“一苏大会”推迟到12月11日广州暴动三周年纪念日开幕，开会地点移至朱毛红军活动的江西苏区。③ 中共中央政治局开会讨论全国苏维埃区域目前工作计划，决定把全国现有苏区统一划分为湘赣、赣西南、赣东北、湘鄂区、鄂豫皖区、闽粤赣区和广西左右江七大特区，决定赣西南与湘鄂赣边两个特区连在一起作为中央苏维埃区域，明确规定即将成立的中共苏区中央局和苏维埃临时中央政府就设在中央苏区，以后又经过两次延期，终于在1931年11月7日于瑞金召开了“一苏大会”，成立了中华苏维埃共和国中央临时政府。

伴随着以武装斗争为主要形式，以土地革命为中心内容的苏维埃运动的兴起和发展，人民卫生事业从小到大经历了创建、发展、百般磨难和浴火重

① 《中共中央文件选集》第3册，中共中央党校出版社，1989年版，第370页。

② 《全国第一次苏维埃代表大会宣传纲要》，《红旗》第112期，1930年6月21日。

③ 《全国苏维埃大会中央准备委员会全体会议经过》，《红旗日报》，1930年9月19日。

生，终于建立了延续至今的人民卫生基业。

一、组建了比较系统的卫生行政管理机构

1930年前，红军中未单独设立医疗卫生行政管理机构，红军中的医治和安顿伤病员等工作由各级政治机关兼管，有时经理（后勤）机关予以协助。1931年春，中共中央给江西中央苏区派来了贺诚、彭龙伯、陈志方等医务人员。他们到中央苏区后，中华苏维埃中央革命军事委员会于1931年四五月间成立了军委总军医处，贺诚任处长，专门领导红军的医疗卫生工作。苏维埃中央政府成立后，红军和苏区的医疗卫生事业加快了发展步伐。1932年10月，中革军委决定将红军总军医处改为红军总卫生部，由贺诚任部长兼政治委员。随后红军中军团和师一级也设立了卫生部，团设卫生队，连设卫生员。[①] 红军伤病员的医疗后送任务，随着军委后方办事处和瑞金总兵站的建立，也建立和完善起来了。这样，红军卫生行政管理体系已基本健全。

苏区地方政权系统中，初期也未设立卫生行政管理机构。中华苏维埃共和国临时中央政府成立后，在苏维埃中央执行委员会第一次全体会议通过的《地方苏维埃政府的暂行组织条例》中，规定省、县、区苏维埃政府都要成立卫生部，设部长1人；城市苏维埃政府成立卫生科，设科长1人。在中央政府，中央人民委员会决定由内务部分管卫生工作，设立卫生管理局，贺诚兼任局长。1932年6月20日，中央人民委员会召开第十六次常会，对省、县、区卫生领导机构作了调整，决定："城市苏维埃，区、县、省的卫生部（或科），目前暂不设立，在内务部之下，暂设立卫生科，但区由主席团负责。"乡一级苏维埃政府设不脱产的卫生委员会，村设卫生小组。这样就在地方苏维埃政府中形成了由内务部兼管的卫生工作领导体系。

二、苏区医疗卫生机构的日趋完善

在党领导的武装斗争起始时，红军中的治伤医病就开始了，从个人自救，

---

① 中国人民解放军历史资料丛书编审委员会：《后勤工作大事记》，解放军出版社，1997年版，第26页。

同志互助到专业医务人员的施救，利用各种条件，采取各种办法，各革命根据地的红军医院和地方医院，规模越来越大，越来越完善。在红军中有野战医院、兵站医院和后方医院，分别承担着不同任务，从战场抢救伤员到诊治病患，还同卫生学校配合，培养大批红军医护人员。为改变苏区城乡缺医少药的状况，苏维埃政府尽力保护、鼓励城乡原有的私人诊所继续开业，同时组织零散的江湖郎中和社会游医在集镇建立医疗诊所。要求每个县、区内务部都举办一个公办诊疗所，使苏区乡村诊所到苏维埃国家医院，颇具规模，这样，地方医疗机构和红军医院一起，有效地保障了苏区军民的身体健康。

三、多方筹措，保障苏区药品器械供给

当时苏区所需的药品和医疗器械，主要来源于四个渠道：一是红军战场缴获，红军各部队非常注意这一渠道，要求指战员特别注意，还规定为连队卫生员的职责。二是通过各种途径从白区购买。三是傅连暲、戴济民等医务人员加入红军时捐赠的。《红色中华》报道《捐助巨产的傅院长》："红色医院傅院长在《红中》号召之下，曾退还他自己十五元公债，以为该院与红色医务学校的提倡，结果回退还了廿十多元。这次福音医院改中央医院时，他自动捐助一批药品，是他私人历年积购的，值上海价约两千元。以巨量财产捐助革命，他是苏区第一个模范。"① 四是苏区内部自采自制。中医药是中国的传统瑰宝，它在新民主主义革命中发挥了至关重要的作用。毛泽东在创建根据地时期曾指出，由于根据地缺医少药，必须发挥中医、中药的作用，他坚信："草医草药要重视起来，敌人是封锁不了我们的。"② 井岗山红军医院就是"用中西两法治疗"。1931 年冬，中央苏区在于北区的琵琶垅村兴办卫生材料厂，土法上马，因陋就简，生产酒精、纱布、绷带等敷料和中草药丸剂。湘鄂赣苏区的红二医院设立制药厂，加工自己挖来的中草药。红三医院用中草药制成白芷膏，治疗战伤，效果很好。这充分显示了中国共产党人独

① 《红色中华》1933 年 4 月 26 日，第 3 版。

② 丁名宝：《毛泽东卫生思想研究》，湖北科学技术出版社，1993 年版，第 53 页。

立战胜困难的精神。

四、领导了大规模的群众卫生防疫运动

由于文化落后、交通闭塞等原因，苏维埃政权建立以前，赣南、闽西广大农村很不注意卫生，喝生水、生病叫魂、停尸不埋、弃婴河内、乱扔死禽等旧俗恶习极为普遍。在国民党军队大举进攻苏区的频繁战争中，这种状况更为加剧，致使各种烈性传染病在苏区时有发生，严重危害苏区军民健康。

为了保护苏区军民健康，中华苏维埃中央临时政府人民委员会专门召开会议，研究卫生防疫问题，《红色中华》报上以项英名义发表社论《大家起来做防疫的卫生运动》①进行动员。1932 年 3 月，中华苏维埃共和国人民委员会发布第 2 号训令《强固阶级战争的力量实行防疫的卫生运动》，命令各级苏维埃政府领导工农群众举行防疫的卫生运动，配合这一训令，中央内务部颁布《苏维埃区域暂行防疫条例》，②中革军委也向军内发布了相应训令。1933 年 1 月 31 日，苏维埃中央人民委员会第 31 次常会又一次决定："为保障鼓励群众的健康，决议责成内务部举行大规模的防疫运动。"③为此中央内务部制定了《卫生运动纲要》，在这些法规条例指导下，各苏区工农群众和红军指战员开展了广泛彻底的卫生防疫运动，有效地降低了苏维埃区域的发病率，保护了军民身体健康，保障了红军的战斗力和苏区的生产力，提高了军民的卫生文化素质，改善了苏区社会风貌。

苏维埃政府组织的各层次卫生防疫机构和建立的"预防为主，最为上策"卫生防疫机制，把广大群众都动员了起来，收到了切实的成效。这是中国共产党群众路线在卫生工作中的体现，也为新中国的"面向工农兵，预防为主，团结中西医，卫生工作与群众运动相结合"卫生工作方针奠定了基础。总之，第二次国内革命战争时期苏维埃运动中党领导的医疗卫生防疫工作是我国人民卫生事业的开端。

---

① 《红色中华》1932 年 1 月 13 日第 1 版。

② 高恩显.《新中国预防医学历史资料选编》(一)，人民军医出版社，1986 年版，第 44 ~ 47 页。

③ 《红色中华》1933 年 2 月 10 日第 1 版。

目　录

第一章

井冈山革命根据地的卫生工作

井冈山革命根据地，是土地革命战争时期中国共产党在湖南、江西两省边界罗霄山脉的中段创建的第一个农村革命根据地，它点燃了“工农武装割据”的星星之火，是中国革命从此走上农村包围城市、最后夺取全国胜利的正确道路的开端。

1927年10月27日，毛泽东率领湘赣边秋收起义的余部经过“三湾改编”后组建的工农革命军第一军第一师第一团700余人，到达井冈山地区的茨坪，开始创建井冈山革命根据地。1928年4月底，朱德、陈毅率领南昌起义部队的余部和湘南起义的农军到达井冈山地区的宁冈与毛泽东会师，与此同时成立了工农革命军第四军，不久改为中国工农红军第四军，即红四军。同年12月，彭德怀、滕代远率领红五军主力到达井冈山，同红四军会师。此后，根据地不断扩大，全盛时期总面积达到7200余平方千米，人口约50余万，红色割据区域包括宁冈、永新、莲花三个全县，吉安、安福县的各一小部分，遂川县的北部，酃县的东南部，茶陵县的西南部等地方。1929年1月，毛泽东、朱德率领红四军主力向赣南、闽西挺进，留下一部分红军坚持井冈山的革命斗争。自此，赣西、赣南、湘赣边三个特委合并为赣西南特委，原湘赣边特委管辖区由赣西南特委下辖的西路行委管辖，湘赣边界的革命斗争进入一个新的发展时期。井冈山根据地历史的结束，也就是湘赣根据地历史的开始。

党在领导井冈山军民武装斗争和根据地建设过程中，本着尊重生命、关注健康的医疗卫生理念，也开始了井冈山地区的医疗卫生事业的创建。井冈山地区的医疗卫生事业由南昌起义部队、秋收起义部队和中国工农红军第四军、第五军共同创建，随着井冈山根据地的形成分为前后两个阶段。当时的医护技术人员，在为红军战士治伤的同时，也尽可能地创造条件为根据地的老百姓看病，后期虽然受到重创，但初步建立起了军民一体化的医疗卫生工作体系，使红军部队的医疗卫生事业从无到有、从小到大逐步形成，也奠定了延续至今的卫生事业的基本医疗模式。

第一节　根据地初创时的医疗救护工作

一、南昌起义部队的医疗救护

南昌起义部队的医疗救护，主要是利用所在地现有的医疗条件，军民团结一致，共同救治伤病员。1927 年 8 月 1 日，在周恩来、朱德、贺龙、叶挺等同志的领导下举行了南昌起义。参加南昌起义的部队有：叶挺同志率领的第二方面军第十一军第二十四师，以叶挺独立团为骨干编成的第四军第二十五师，贺龙同志率领的第二十军，朱德同志领导的第三方面军第三军军官教育团和南昌公安局的保安队。起义部队仍沿用北伐军番号，编为三个军，第九、十一、二十军。部队的医疗卫生机构仍采用原有的组织体系，如下图①所示：

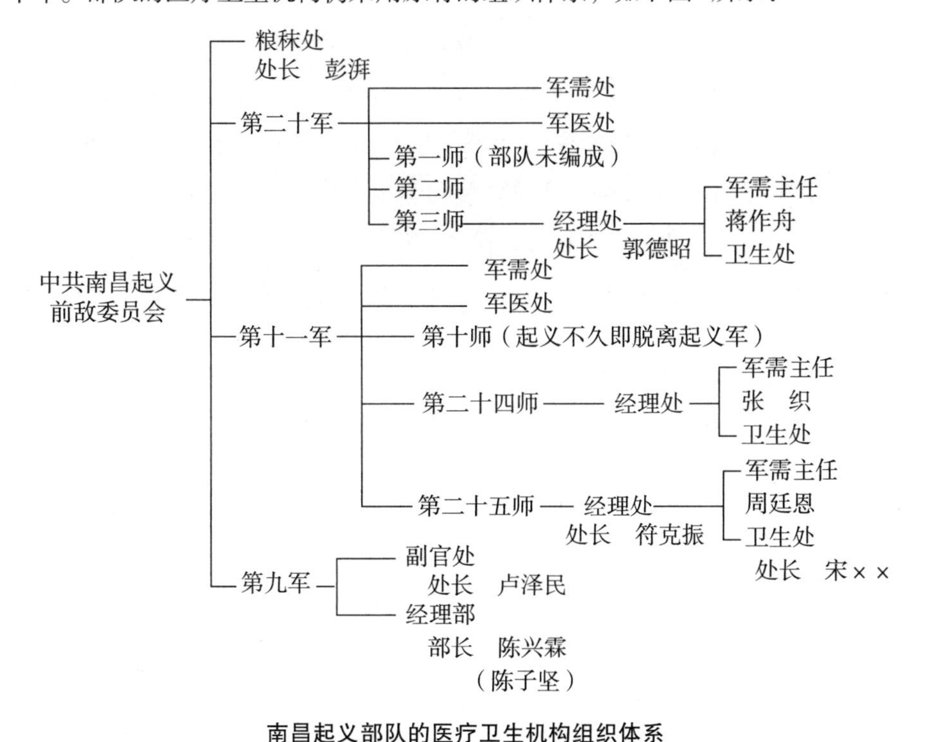

南昌起义部队的医疗卫生机构组织体系

① 中国人民解放军历史资料丛书编审委员会：《后勤工作大事记》，解放军出版社，1997 年版，第 1 页。

上图显示，军、师设有军需处、军医处，团设有军需处、卫生处，医疗机构比较健全，实际上医疗机构的内部，比如医护人员技术水平不高，医疗器械简陋，医药严重缺乏，所以对伤病员的医疗救护，也就是简单地包扎处理，谈不上医疗救治。

1927年8月5日，起义军撤离南昌，南下潮汕。当时天气炎热，每人携带的枪支弹药物资重约60斤，日行七八十千米，因连续行军，部队疲劳，加以给养困难，指战员病得很多。当时虽有几个医官和看护，由于技术水平不高，又处于行军过程中，所以无力对伤病员进行有效的救治。在战场上主要靠部队士兵救护伤员，将伤员背、抬下来。治伤的条件也极简单，就是包扎、止血、涂点碘酒或红汞，复杂一些的，如腹部伤、骨折等便无法处理了。轻伤病员跟随部队行动，重伤病员大都安置在群众家里、医院或慈善机构，每人发给适量的经费或药品。

8月24日在会昌与敌钱大钧部激战，起义军伤亡八百余人，除了重伤留在群众家里的，有300多名伤员随部队到达汀州。汀州福音医院的院长傅连暲医生，在汀州地下党的组织领导下联络全汀州的医院，以福音医院为中心，成立合作医院，并约好一些学校的老师和学生担任护理工作。在傅连暲医生的积极组织和热心关照下，300多名伤员都得到治疗。陈赓团长在会昌战斗中负伤，左腿胫骨骨折，伤势很重，到汀州后就是由傅连暲医生精心治疗才脱离危险的。第二十军第三师政治部主任徐特立，当时患重病，也是在福音医院里得到救治，才转危为安的。①

9月中旬部队离汀州进军东江，住院的伤员除留部分继续治疗外，大部分由民工直送汕头。9月底，潮汕战斗中部队伤亡更大，许多负伤的战士包扎一下又投入到战斗，伤员不断增多。10月3日，从潮汕撤出的部队和从三河坝撤下来的第二十五师在饶平会合，当时只剩2500人了。朱德同志将这些部队集合起来，稍加整顿，于10月下旬，便开始向赣南进军。这时部队人员只有一套单衣，经过几个月的长途行军和连续战斗，已破烂不堪，常常赶不到村

① 傅连暲：《南昌起义的伤员》，《中华护理杂志》1957年5月，第18页。

庄，露营是经常的事，夜凉露寒，一夜要冻醒几次；吃饭更困难，吃饱的时候很少。因此，很多人员生病，痢疾、疟疾一天天增多，又没有医药治疗，有的寄养在群众家中，有的病情严重的，就牺牲在路旁了。朱德、陈毅同志对伤病员非常关心，他们常常穿插在行军行列里，或肩扛步枪，或搀扶伤员，各级干部也经常向士兵们宣传“对有病的同志要扶起走”，千方百计照顾伤病同志。①

10 月底到达大庾，部队只剩八九百人了。11 月初，到达崇义的上堡、文英一带，朱德同志通过和范石生建立统战关系，获得了一部分服装、弹药和医药物资，部队得到暂时休息。12 月初，南下仁化，准备参加广州起义，到韶关时得知起义失败，又转向湘南。部队到湘南后，发动群众，组织建立了农军。1928 年 4 月中旬，朱德同志率领南昌起义的余部和湘南农军到达江西省砻市，与秋收起义部队会师。

起义部队一路辗转，无论打到哪里，都得到百姓的拥护，村村设医院，家家有病床，人人做看护，开创了军民一体化卫生体系的端倪。

二、秋收起义部队的医疗救护

秋收起义部队在改编的同时，开始组建自己的卫生队和红军医院。

1927 年 9 月 9 日，在毛泽东同志领导下举行了湘赣边界秋收起义。参加起义的有国民革命军第四集团军第二方面军总指挥部警卫团、湖南平江和浏阳的农军、鄂南崇阳和通城的部分农民武装、安源煤矿的工人武装，共约 5000 人，统一编为工农革命军第一师第一、二、三团。起义前夕，还收编了流落在鄂南一带的黔军残部邱国轩团为第四团。起义后，部队受到很大损失，毛泽东同志在文家市将部队集合起来，计划退往湘南。行至卢溪遭到敌人伏击，部队受到损失，总指挥卢德铭同志在战斗中英勇牺牲。9 月 29 日到达三湾，毛泽东同志对部队进行了改编，将起义部队改编为工农革命第一军第一师第一团，编一、三两个营（六个连）和一个特务连，把编余干部编为军

---

① 赵镕：《跟随朱德同志从南昌到井冈山》，《近代史研究》1980 年第 1 期，第 51 页。

官队。

卢溪战斗中有三四十名伤员，因痢疾、疟疾流行，部队病人也有一百多人。为便于部队作战，将伤员和战斗员分开，组建了卫生队，专心收容治疗伤病员。何长工同志是第一任卫生队的党代表。[①] 10 月 3 日到达宁冈的古城，部队召开了前委扩大会议，总结了秋收起义的经验，讨论决定建立以井冈山为中心的革命根据地，同时决定在宁冈茅坪建立医院和后方留守处。

1927 年 10 月 7 日，工农革命军进驻茅坪后，在宁冈县党组织和袁文才的帮助下，在茅坪的攀龙书院创办了井冈山革命根据地的第一所后方医院——茅坪后方医院。攀龙书院共有三层：一层设治疗室和药房，重伤病员也住在一层，用门板、稻草搭铺；二层住轻伤病员，全铺稻草；三层是前敌委员会书记毛泽东的住室和前委办公室。该医院既为军用，也为民用。曾志任院长，肖光球任党代表。医院下设医务室，“有中、西医各二（两）名，另有各由 10 多人组成的看护排、担架排和事务排。医院可容纳近 50 个伤病员”[②]。药品主要来源于自己上山采集的中草药、作战缴获和购买的西药。

第二节　根据地建立后的医疗卫生事业

井冈山革命根据地的医疗卫生事业模式主要由中国工农红军第四军创建。1928 年 4 月中旬，南昌起义和秋收起义的部队在井冈山会师后，于 5 月 4 日组建中国工农红军第四军（以下简称“红四军”），朱德任军长，毛泽东任党代表，王尔琢任参谋长。部队下辖三个师，第十、十一、十二师，十师师长由朱德兼任，十一师师长由毛泽东兼任，十二师师长为陈毅，不久取消师的建制，改编为四个团。在此期间，还成立了中国共产党工农红军第四军委员会，毛泽东任书记。

---

① 何长工：《红旗插上井冈山》，《革命回忆录（1）》，人民出版社，1980 年版，第 1 页。

② 中国老区建设促进会：《中国革命老区》，中共党史出版社，1997 年版，第 21 页。

面对井冈山的艰苦生活环境和缺医少药的困境，党和毛泽东同志对医疗卫生非常重视，不仅将卫生工作看成巩固部队战斗力的重要保障，而且还把建设较好的红军医院作为巩固根据地的方法之一，“巩固此根据地的方法：第一，修筑完备的工事；第二，储备充足的粮食；第三，建设较好的红军医院。把这三件事切实做好，是边界党应该努力的①”。

一、后勤组织体系和医疗管理机构的设置

从《红军第四军（井冈山根据地）后勤组织序列表》看，组建后的红四军比南昌起义部队增设了“军械处”和“留守处”，两个处共设有 12 个科，与救护直接相关的就有 6 个科。②

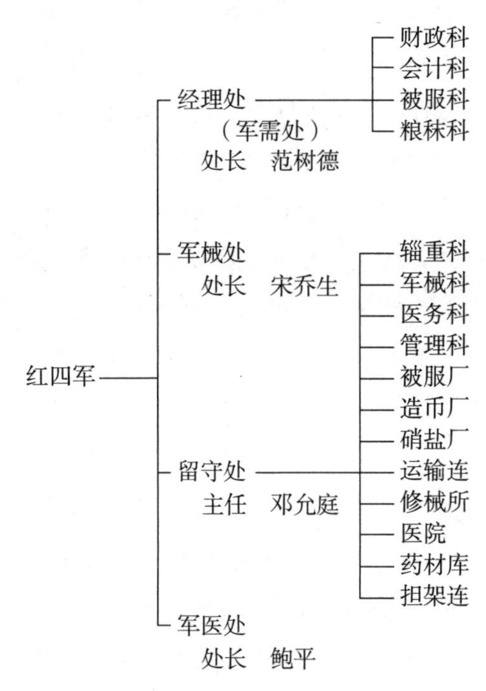

红军第四军（井冈山根据地）后勤组织序列表（1928 年 6 月）

---

① 《中国红色政权为什么能够存在》，《毛泽东选集》第 1 卷，人民出版社，1991 年版，第 54 页。

② 中国人民解放军历史资料丛书编审委员会：《后勤工作》表册（1），解放军出版社，1999 年版，第 26 页。

红四军进一步明确了各级任务，团设卫生队，营设看护员，负责平时治疗和战时救护工作，连要加强饮食卫生、厕所卫生等的管理。对于战时救护工作，规定不准丢掉一个伤病员，负伤后要及时得到包扎，重伤员要及时转运下来。1928 年 11 月，红四军召开第六次党代表大会，在会议决议中明确规定："在红军组织中要特别健全卫生队、担架队……并须训练专门人才，担架队在每营可设担架排。"①

二、红军医院的建立

1. 井冈山红军医院的建立

由于伤病员的剧增，1928 年 4 月中旬，前委决定在茅坪后方医院的基础上，抽调第二十八团、第三十一团卫生队的一部分力量，在五井建立井冈山红军医院，由新编成的红四军留守处主任杨至诚兼院长，院部在小井、上井、中井各驻一个所。房屋较宽敞，室内分设候诊处、药房、诊疗处和伤病员住房，分住在大小五井群众家里，设四个管理组：一、二组在大井，主要收治内科病人；三组在中井，四组在小井，主要收治外科病人。医院负责人邓允庭；大井和小井各设一名医务主任负责，大井部分医务主任是曹荣，小井部分医务主任是段志中。医院有近十名医生，几十名护理人员，分别在各组负责伤病员的医疗护理工作。②

从 1928 年 4 月到 7 月，与敌人连续进行了四次反"进剿"作战，红军遭到了不同程度的伤亡损失，但由于井冈山红军医院的建立，对部队的医疗卫生保障起了积极作用。在不远离根据地作战的情况下，不仅没有丢掉伤员，而且还能有组织地把伤员迅速送到医院进行救治。从 9 月到 11 月，又遭遇了敌人的两次"会剿"，收容了 800 多名伤病员，使本来就步履维艰的医院陷入了前所未有的困境。

---

① 中国人民解放军历史资料丛书编审委员会：《后勤工作文献（1）》，解放军出版社，1997 年版，第 15 页。

② 余伯流，陈钢：《井冈山革命根据地全史》，江西人民出版社，1998 年版，第 364 页。

一是住的问题。山上没有房子，工作人员用松枝和竹子搭成简易的“茅寮”，用以遮风挡雨；没有床铺，就在地上铺起稻草，用木头挡起来作为“病床”；轻伤病员总是把棉被让给重伤病员盖，自己盖衣服甚至稻草，实在冷得厉害就起来烤火。

二是吃的问题。部队每人每日除粮食外，只有五分钱的伙食费，营养不足，衣服单薄，官兵病的很多。但医院的伙食比部队好些，每日三餐，早晚干饭，中午稀饭，全是大米，靠山下群众供应。菜以瓜类为主，每人每天伙食费八分到一角。医院所缺的粮食和油盐，全靠山下供应，各级军政首长都亲自往山上挑粮，从山脚到山顶，有 30 华里（15 千米）路程，一天挑两次。“朱总司令挑粮上山”就是在这时候。医院工作人员自己动手养猪，开荒种菜，以解决副食供应的困难。

三是医疗问题。当时医生很少，技术又差，药品极度匮乏。药品的来源，第一是靠打仗缴获一点，第二是靠地方党委送些来，第三是靠自力更生采制中草药。一般疾病用草药、单方治疗，外伤则用龙脑、碘酒、硼酸、升汞等涂在纱布条上换药，更多使用的是食盐水。没有纱布绷带时，就用树叶、稻草等代替。1928 年 5 月间，红军打下永新县城，获得五六百担药材。部队将这些药材运到距茅坪不远的茶山源，在这里设立了最早的红军药材库。①

毛泽东在《井冈山的斗争》一文中对当时境况是这样描述的：“作战一次，就有一批伤兵。由于营养不足、受冻和其他原因，官兵病的很多。医院设在山上，用中西两法治疗，医生药品均缺，现在医院中共有八百多人。湖南省委答应办药，至今不见送到。仍祈中央和两省委送几个西医和一些碘片来。”②

2. 红光医院的建立

1928 年八九月间，为减少群众负担，毛泽东同志提出在小井修建一个较

① 余伯流，陈钢：《井冈山革命根据地全史》，江西人民出版社，1998 年版，第 99 页。

② 《毛泽东选集》第 1 卷，人民出版社 1991 年版，第 64 页。

好的红军医院，使伤病员集中居住，便于治疗，便于管理。计划修四栋房子，可收容一千人。1928 年 10 月由三十一团特务长宋建盛主持动工修建，1929 年 1 月建成一栋，名为“红光医院”。

小井红光医院是两层木质的房屋，设有候诊处、医务室、病房等，可收容二百多名伤员。伤病员逐渐增多，部分药品器械很缺，又得不到补充，均靠自力更生解决。如：大小便器、脓盘、镊子、软膏板、探针等大部分用竹木制作；敷料洗了又洗，破了缝补再用，用漂白布代替纱布，盖布不足时用树叶代替，消毒用碘酒、冰片，换药用硼酸、升汞、双氧水、盐水等。西药来源困难，内科多用中药，医务人员经常自行采集中药。[①]

红军的医务人员也受到格外照顾，从井冈山时期起，医生配乘马（团以上军政首长才有乘马），并根据技术的高低，每人每月发数目不等的银元作为优待。当杨至诚兼院长汇报工作时，毛泽东同志指出：“对伤病员一定要照顾好，不然就会影响战斗情绪。这不单是一个伤病员问题，而要看作是个战斗问题。如果不治好伤病员，传到部队里去，就会在战斗中起不好的影响，人家就会有顾虑，这就影响战斗了。所以，对伤病员的医治、看护工作非常重要，是一个政治问题。”[②]

部队领导很关心伤病员的生活，在困难的时候，部队吃南瓜、喝稀饭，也要保证伤病员吃饱。毛泽东同志经常来医院看望伤病员，除自己带头把毛毯、衣服送来外，还在部队发动募捐，使伤病员深受感动。

面对敌人的围追阻截，艰苦的物质条件，医院及全体医护人员在党的领导下，在人民群众的支持下，艰苦奋斗，自力更生，克服重重困难，取得了一个又一个的胜利。

---

① 余伯流，陈钢：《井冈山革命根据地全史》，江西人民出版社，1998 年版，第 346 页。

② 杨至诚：《艰苦转战》，总后政治部宣传部：《革命卫生工作回忆录》，人民出版社，1979 年版。

第三节　医疗卫生工作的加强和受挫

1928年7月22日，彭德怀、滕代远领导平江起义后建立了中国工农红军第五军（以下简称红五军），彭德怀任军长，滕代远任党代表。根据湖南省委的指示，12月10日，红五军的四、五纵队冲破敌人的阻截，到达宁冈新城与红四军主力会合。红五军有自己的后勤组织，下面是1928年7月红军第五军后勤组织序列图[①]：

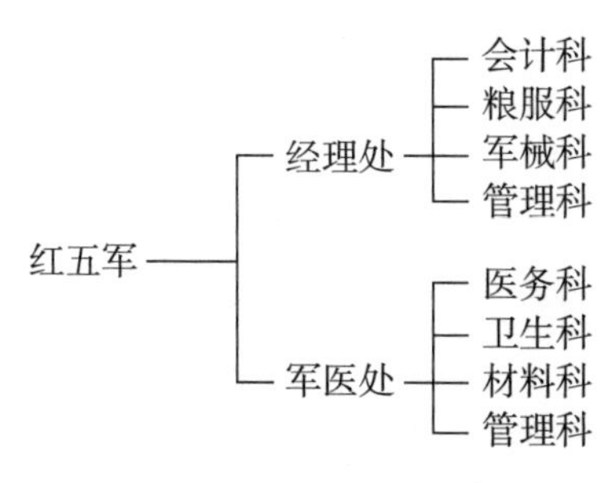

红军第五军后勤组织序列图（1928年7月）

与红四军相比，红五军的后勤组织机构比较简单，军部只设两个处，即经理处和军医处，没有留守处，也没有医院，这说明流动性比较大，没有稳固的后方。但红五军的到来，使红四军建立起来的井冈山医疗卫生工作得到了充实和加强。

红五军与红四军会合后，为了粉碎湘赣两省敌军的第三次“围剿”，红四军主力出击赣南，红五军与红四军三十二团留守井冈山。1929年1月26日战斗打响后，在四面受敌、孤军无援的情况下，彭德怀、滕代远按特委决定，率千余人向遂川方向突围，何长工、王佐、李灿等率领部队转入深山，而小井医院100余名伤病员因来不及转移，被敌人杀害，小井医院受到重创。4

---

① 中国人民解放军历史资料丛书编审委员会：《后勤工作》表册（1），解放军出版社，1999年版，第28页。

月，红五军决定重回井冈山，根据党的二届四次执委会的精神，彭德怀、滕代远率红五军（含王佐部）转战湘南粤北，筹款数万元，解决了食盐、布匹、药材等困难。7月中旬，攻打安福未克，返回途中，遭敌人围攻，伤亡很大。8月7日，返回湘鄂赣边界。

第二章

中央革命根据地的卫生工作

中央革命根据地是以赣南、闽西两块根据地为基础创建的，又称中央苏区，是土地革命战争时期全国最大的革命根据地，是中共中央中华苏维埃共和、中革军委所在地。

1927年11月至1928年3月，在中共赣西、赣南特委的领导下，赖经邦、李文林、古柏等领导赣西南地区武装起义，开创了东固、桥头等革命根据地。1928年3月和6月，郭滴人、邓子恢、朱积垒、张鼎丞等领导闽西地区武装起义，创建了永定溪南革命根据地和地方工农武装。这些小块红色割据区域的开辟为建立赣南、闽西革命根据地提供了条件。1929年年初，毛泽东、朱德率领红四军主力下井冈山挺进赣南后，创建了赣南、闽西根据地，奠定了中央苏区的基础。1931年9月，红一方面军粉碎敌人的第三次“围剿”后，赣南、闽西革命根据地连成一片。11月7日，中华苏维埃共和国临时中央政府在江西瑞金成立，至此以瑞金为中心的中央革命根据地正式形成。由于王明“左”倾教条主义者和单纯防御的错误战略指导而导致第五次反“围剿”的失败，中央红军第一、第三、第五、第八、第九军团连同后方机关的八万余人被迫于1934年10月21日撤离中央苏区，从福建的长汀、宁化和江西的瑞金、于都等地出发开始长征，中央根据地丧失。留下的军民在项英、陈毅等人的领导下，在当地继续坚持游击战争。

中央革命根据地的卫生防疫，尤其在中华苏维埃共和国临时中央政府成立后，伴随着以人民武装斗争为主要形式、以土地革命为中心内容以根据地建设为战略阵地的苏维埃运动的兴起和全面发展，初步形成比较完整的医疗卫生防疫事业体系。根据中央苏区的历史过程，中央苏区医疗卫生防疫事业的发展分为赣南闽西根据地创建时期、三次反“围剿”时期、中央苏区鼎盛时期、第五次反“围剿”时期四个阶段加以叙述。

第一节　赣南闽西根据地创建阶段的卫生防疫

一、赣南闽西革命根据地开创时期

1929年1月，红四军进军赣南、闽西。部队自井冈山出发，沿湘赣边界南下大庾、龙南，后经寻乌县的吉潭，福建的前沿、东留，又转向江西会昌，由会昌到瑞金。1929年2月10日，红四军在瑞金北大柏地战斗中歼灭敌人两个团，从而为开辟赣南革命根据地打开了新局面。

在向赣南进军时，为了摆脱敌人，每日平均急行军90华里（45千米）以上。时值严冬，沿途山岭冰封雪冻、坡陡路滑，饮食、宿营都十分困难。大小战斗10余次，有伤病员数百人。重伤病员安置在群众家中，轻伤病员都随军行动，边走边治疗。历时30多天，于2月中旬转至东固地区。东固，原有江西红军独立一、四两团设立的一个小型医院，有李宝山医生等少数几个人。① 红四军到达后，就把不能随队行动的伤病员送到这个医院治疗，使小型医院的伤病员骤增到五六百人，分散在附近的很多村落里，由群众负责生活和照顾，由卫生人员进行巡回治疗。

这时，红四军各团都有了卫生队，设正副队长，有中西医医官和数名看护兵。军部还有一个直属卫生队。部队在东固休整了一个星期，洗澡、洗衣、烫虱子、治疗冻伤和脚伤等，这是红军进行的第一次有组织、有领导的部队卫生防疫活动。

① 陈毅：《关于朱毛红军的历史及其状况的报告》，《中央革命根据地史料选编（1）》，江西人民出版社，1982年版，第444页。

1929年3月10日，红四军入闽作战，14日在长汀以南的长岭寨歼灭郭凤鸣旅，乘胜进占汀州。部队在这里进行整编，编成三个纵队。[①] 为加强卫生组织建设，红四军成立了军医处，由鲍平任处长。纵队设卫生队，一纵队卫生队长是张纲，医生有黄成；二纵队卫生队没有队长，医生有叶青山，1930年叶青山任队长；三纵队卫生队长是张令彬，医生有杜伯华。以后，部队几次入闽作战，伤病员增多，除利用地方医疗力量外，还组织了几个红军医院（休养所），如：1929年5月在蛟洋石背村组建的后方医院，院长陈永林，有中医二人、西医一人，看护六七人，收治伤员200余人。[②] 该院于1930年年初移至古田小吾地。

1929年5月，打下龙岩后，以龙岩爱华医院为基础在四都组建的红军医院，院长王俊恒，政委黄振林，1931年2月迁至杭苧园、大洋坝和小和坑，改为福建军区后方医院，此时，院长罗化成，政委黄伟。[③]

1929年9月在才溪设立后方中医院，由当地派人充当招呼员，雇用本地中医或西医给伤病员治疗，生活物资靠当地政府和群众供应，这在当时解决了很大困难。[④]

二、古田会议确立红军卫生工作的基本原则

1929年12月，在福建古田召开了中共红四军第九次代表大会，这次大会，总结了起义以来的各项工作和经验，制定了无产阶级革命军队的建军原则，同时也确立了红军卫生工作的指导思想和基本原则。在会议的九项决议中，卫生工作被列为专门的一项，指出："全军各部队卫生机关不健全，医官少，药少，担架设备不充分，办事人少与不健全""全军军事政治机关对伤病兵注意不充分""重伤重病兵给养和用费不够以致有许多伤病兵，不但得不到充分的医疗，即大概的初步的医疗，有时都得不到"，蛟洋医院存在无组织状

---

① 徐占权：《中央苏区军队建设》，中央文献出版社，2009年版，第19页。

② 高恩显：《新中国预防医学历史资料选编》（一），人民军医出版社，1986年版，第319页。

③ 高恩显：《新中国预防医学历史资料选编》（一），人民军医出版社，1986年版，第315页。

④ 高恩显：《新中国预防医学历史资料选编》（一），人民军医出版社，1986年版，第317页。

态，医官、看护兵太少，饮食恶劣等缺点。针对存在的问题，提出了解决的办法。

（一）“军政机关对于卫生问题，再不能像从前一样不注意，以后各种会议，应该充分讨论卫生问题”。

（二）“卫生机关的组织应特别使之健全，办事人要找有能力的”，“并要增加办事人”，“医生少和药少的问题，要尽可能设法解决”。

（三）“官长，特别是和士兵接近的连上官长，应当随时看视伤病兵”，“照护伤病兵的方法，要定为一种制度”。

（四）对行军时沿途落伍的伤病兵，无论哪一个部队或机关，“均要立即派一个人去照护，他如系重伤重病，并要尽量设法雇夫抬来”，“后卫要耐烦带上落伍的伤病兵，必要时还要替他们背回枪弹”。

（五）“发给伤病兵零用钱”。

（六）伤病兵衣服被子问题，“公家尽力置备”。

（七）“蛟洋后方医院许多缺点，应该有计划去纠正。”①

古田会议对红四军医疗卫生工作有重要意义：

首先，明确了人民军队医疗卫生工作的性质。人民军队的医疗卫生工作与旧军队的军医工作不同，它不是单纯的医治伤兵的技术工作，而是无产阶级革命工作的重要组成部分。在古田会议之前，毛泽东同志就把建设较好的红军医院列为巩固革命根据地的重要条件之一，红军医务人员不仅为红军战士看病，也要给老百姓看病，做群众工作。毛泽东同志还把医治敌方伤兵作为瓦解敌军的重要手段，并称这“是对敌军宣传的极有效方法”。古田会议上，更进一步明确指出：“军事只是完成政治任务的工具之一”，卫生工作搞不好，就会“减少红军战斗力”“影响工农群众，减少他们加入红军的勇气”。这就使红军医疗卫生工作有了明确的为无产阶级军队服务，为革命战争服务的政治方向。

① 《毛泽东军事文集》第1卷，人民出版社，1993年版，第119～121页。

其次，明确了加强卫生工作的具体措施。三湾改编时确立了党对红军医疗卫生工作领导的制度，但怎样加强革命军队卫生工作建设，在当时还没有实践经验。经过两年多的实践，古田会议上做了系统而明确的总结。决议指出，军政机关要加强对卫生工作的领导，再不能像从前一样不注意，卫生机关的组织应特别使之健全，以后各种会议，应该充分讨论卫生问题，为建立健全医疗卫生机构提供了法规。

决议要求各级领导对伤病员要尽可能随时去看望。安慰他们，送茶水，晚上替他们盖被子，衣服单薄要替他们想办法增加。对待伤病员要站在同志的地位，用诚恳的态度，同他们个别谈话，做好思想工作。伤病员要按伤病轻重，不分官兵均发调养费。对行军落伍的伤兵要派人照料，重伤雇夫抬运。这些细致入微的办法，从根本上改变了旧军队的歧视、虐待伤病员的恶劣作风。确立了人民军队优待伤病员的理念。

决议要求对医务人员要加强教育，督促他们看病详细一点，不要马马虎虎，要使伤病员“得到充分的治疗”。

决议把卫生问题列为士兵政治训练的十九项内容之一，为普及卫生知识，提高部队防病水平，做好预防工作，创造了有利条件。

古田会议所制定的卫生工作的基本纲领和原则具体可行，不仅在红四军实施，其他各地红军也都先后开始实施，从而使红军的卫生工作也纳入到革命的轨道上来。

三、赣南闽西革命根据地发展时期

在赣南闽西革命根据地发展时期，红军和根据地的卫生工作伴随着军事斗争的胜利而逐步发展壮大，主要表现在以下几个方面。

1. 完善卫生机构

红一方面军的军团、军、师大都有军医处（三军团是军医院），团（纵队）有卫生队，并在根据地后方建立了几个较大的医院，部队卫生组织较前健全多了。红一军团军医处开始时没有处长，不久，段治忠任处长，下属三个军的军医处长未变。红三军团总医院院长何复生，医务主任饶正锡，下属第五军军医院院长欧阳修、陈春甫，第八军军医院院长戴道生。红色总医院院长戴济民。井冈山医院院长由段治忠兼任。赣南东固后方医院院长李宝山。闽西蛟洋后方医院院长陈永明。才溪后方医院院长王正阶。龙岩（小河坑）医院院长王敏恒、罗化成。可以看出，各卫生机构的主要负责人的配备是齐全的。

2. 建立红色医院

古田会议后，为了扩大赣西南的“赤色区域”，红四军于 1930 年 1 月 5 日离开古田，19 日攻占广昌。2 月 7 日，红四、五、六军[①]会师。三支红军会师后，组成了前敌委员会，并决定红四军主力南下入粤。6 月，红四军由粤转战入闽，根据中央指示，红四军与红六军、红十二军[②]合编组成红一军团。红一军团组成后，由朱德任总指挥，毛泽东任政治委员，全军共二万余人。[③] 以红四军军医处为基础，成立了军团卫生处（当时没有处长），人数很少，主要是在军政机关的支持下，组织临时医院，进行伤病员的收转工作。各军都有军医处，红六军军医处长钱状飞，红四军军医处长鲍平，红十二军军医处长张令彬。各纵队（团）有卫生队，人员配备较齐全，有队长、中西医医官、卫生兵和担架兵等。随后，赣西南地区地方部队又组成了红二十军和红二十二军。红二十军军长曾炳春，政委刘士奇；红二十二军军长陈毅，政委邱达三。这两个军也属红一军团建制。由于赣南、闽西根据地趋于巩固和红一军团的成立，医院也得到了发展。除原有的东固、蛟洋两个后方医院经过整顿得到了加强外，小河坑医院和才溪医院的医务人员也得到了补充。小河坑医院，即龙岩爱华医院，是由四都迁至小河坑的，院长换成了罗化成，有医官罗炳康等人，医护人员比过去多。才溪医院，是由才溪西三区的一个医疗所

---

① 红六军是江西红军第二、四团与赣西地区其他武装合编而成的，黄公略任军长，陈毅任政治委员。

② 红十二军由闽西地方武装改编而成，伍中豪任军长，邓子恢任政治委员。

③ 《中国工农红军第一方面军史（上）》，解放军出版社，1993 年版，第 155 页。

为基础建立的，由王正阶任院长，有内外科医官各一人，看护四人，这在当时算是医疗力量很强的了。以上四个医院，都由军队和地方共同领导，由地方帮助解决医院所需的一切，收治红军的伤病员和地方患病群众。红四军几次给中央写信“希望中央多派医官和看护至这两处医院去，把它健全起来”。①

吉安打下后，红一方面军有1000多名伤员集中在吉水河东岸青原山的庙中。毛泽东同志亲自动员开业医师戴济民（上海圣约翰大学毕业）参加了红军，并由戴济民同赣西南工农政府主席曾山商量，以戴的诊所为基础，组建了吉安红色第一分院。② 红军对这个医院很重视，尽可能地配齐了医院的骨干，由戴济民任院长，有7名西医和由当地动员帮助工作的几名中医，还有看护班、警卫班、担架排等，分成四个休养连。第一连收治重伤员；第二连收治轻伤员；第三连收治下腿溃疡病人；第四连收治内科病人。这时，青云山大庙里的1000多名伤病员也都陆续转来。医院初建时条件很差，伤病员睡地铺，下面垫草，上面盖衣服。医院的给养和民夫等由赣西南工农政府负责解决，医药器材很缺，三、四连共有600多名内外科病人，全部由中医中药治疗；7名西医和看护，负责一、二连800多名伤员的治疗工作，困难是很大的。戴济民同志回忆说：“开始时确有困难，每天难得吃上一顿热饭，甚至连四小时的睡眠也保证不了。但一想到毛泽东同志提出的‘实行革命的人道主义’，再困难也难不倒为红军服务的卫生战士，不但能做到人尽其力，而且医务人员还把家中能为伤病员解决问题的药材、器械等，也毫无代价地献给革命。”③ 正是由于有这种革命觉悟，经过一个多月的艰苦努力，使1000名伤病员治愈归队。为了适应红军和根据地日益扩展的需要，于1931年3月，吉安红色医院扩大并改为红色总医院，由吉安迁至兴国，归总前委领导。

---

① 政治学院党史教研室编：《中共党史参考资料（14）》，《红四军情况报告》，第252页。

② 戴济民：《红色第一分院》，中国人民解放军历史资料丛书《后勤工作回忆史料（1）》，解放军出版社，1994年版，第523～527页。

③ 戴济民：《我们是全心全意为伤病员服务的红色医务人员》，总后政治部宣传部．《革命卫生工作回忆录》，人民出版社，1979年版。

3. 制定规章制度

（1）卫生防病

红军的卫生防病比以前抓得紧，抓得细，不断进行卫生整顿，开展卫生运动。毛泽东早在1928年年初在为部队规定的“六项注意”中就包含了讲卫生的内容，后来变成为“三大卫生制度”，也叫“卫生总则”，即行军卫生、驻军卫生和个人卫生。对行军卫生，要求指战员准备好鞋（多是草鞋），防止脚磨伤、打泡；打绑腿时松紧要适度，过松易脱落而掉队，过紧易引起腓肠肌痉挛且不利血液循环；水壶要装满开水，禁喝生冷不洁之水；休息时以班、排为单位挖厕所，走时掩埋好；病号由别人搀扶，代为背东西或雇牲口驮上走；到宿营地后，由卫生人员督促连队用热水洗脚，治疗病员，并指导战士做倒脚活动（把下肢垫高），以促进血液循环；由连长、指导员、卫生员查铺，保证士兵睡好，走时归还门板和稻草，并把室内外卫生打扫干净。对驻军卫生的要求是：驻地周围五十米以内没有垃圾，道路平整干净，墙上用石灰水写上包括讲卫生内容的标语口号；以排为单位挖驻军厕所，在蹲坑上面加盖，便后用石灰或干土掩埋，防臭防蝇；厕所的位置要远离厨房和水源；驻军室内卫生，包括饮食卫生，保护水源，不吃生冷变质食物，以防食物中毒；如驻地有传染病人，部队要另找地方驻扎，并留下卫生人员对群众做防治工作，如部队内部发现传染病人时，要及时隔离治疗，不能和健康人生活在一起。对于个人卫生，要求大家经常理发、剪指甲、洗澡、洗衣、听卫生课。上卫生课时，多以连为单位，由军医或卫生员讲解，提出卫生要求。由于部队在这些方面都能身体力行，所以把驻地的群众卫生也带动起来了。军民一起搞卫生运动，改变了驻地的卫生面貌，也密切了军民关系。

（2）伤病兵转送制度

红军伤病兵的转送主要靠地方政府的配合与支援。红一军团组成后奉命攻打南昌，1930年6月23日离汀州北上。7月初到广昌集中，后又到兴国集结。7月12日自兴国出发，对伤病员的后送作出规定：第一期（12～17日）伤病员送东固留守处，第二期（19～20日）伤病员送八都，第三期（22～23

日）待后决定。7月22日，部队攻占樟树，伤病员均按计划后来送，保证了部队的机动性。[①] 后来准备攻打南昌，因形势不利，遂经奉新、高安、上高、宜丰西进，于浏阳永和与红三军团会合。1930年8月，红一、三军团组成红一方面军。

红一方面军组织后，8月底第二次进攻长沙，由于敌众我寡，打的又是阵地攻坚战，是红军创建以来最大的一次战役，伤亡3000多人。对这一大批伤员的救护、后送工作，在群众的大力支援下，做得比较好。一、三军团都逐级规定了救护任务，从前方到后方沿途设立了医疗救护组织和后送伤员力量，把这次远离根据地的大兵团作战的卫生战救工作向前推进了一大步。如红三军团的卫生机关，事先在各团组织了绷带所，并把总医院和医务所布置在距火线均不超过四五华里（2.5千米）的地点，便于直接从火线上抢救伤员、组织后送；把后方医院，布置在平江、浏阳地区，负责伤员的收、治、转工作。所以，在战斗进行过程中，火线抢救比较及时，没有丢掉伤员，并能迅速地利用各种输伤工具组织后送。运输伤员的主要是平江、浏阳两县农民组织的担架队。[②]

当红军撤离长沙后，红三军团经醴陵占萍乡；红一军团占株洲，10月红一、三军团要合力攻打吉安。赣西南苏维埃政府主席曾山在9月26日签署紧急通知，要求各级苏维埃政府积极配合红军攻打吉安，对抢运受伤战士有如下安排。

①担架队的组织：担架队是作战迫切的工作，必须要有系统的组织，每队设队长和政治委员各一人，每三人为一副，每八副为一班，五班为一排，五排为一队，每队负责人要切实负责。

②前方担架队的组织：切实组织担架队共一千八百名，分为三队，每队600人，实行分配到各军随军到前方工作，西路组织一队，北路组织一队，中路组织一队，直接由各军部副官处指挥。

---

① 《中国工农红军第一方面军史》编委会：《中国工农红军第一方面军史》，解放军出版社，，1993年版，第158页。

② 张汝光：《中国工农红军卫生工作史略》，解放军出版社，1989年版，第34页。

③后方伤兵站及担架队的组织：后方需设立伤兵站，每站内设登记科（登记伤兵多少）、疗治科（为伤兵上药）、给养科（为伤兵弄稀饭及开水等）、输送科（筹备柴米等），每站并设站长及政治委员各一人。

伤兵站在北路的桐树坪、固江各设一站，北路总站设塘东，西路在庙前、高塘圩各设一站，西路总站设永阳。

后方伤兵站，每站设担架队一百副，每三人为一副，每副用两根竹竿，以麻绳穿长网形，以代替布担架，应用比较简便。伤兵站的担架队，直受伤兵站的输送科指挥。①

（3）群众免费就医

早在1928年1月，工农革命军打下遂川后，毛泽东就指示中共遂川县委书记陈正人起草了《遂川工农兵政府临时纲领》，成立了遂川县工农兵政府，各级苏维埃政府建立后，关心工农群众的健康，配合红军作战需要，建立了相应的医疗卫生机构。1930年2月闽西永定县召开的第二次工农兵代表大会，就做出决议："各区设立公共看病所一个或两个以上，由区政府聘请公共医生，不收取看病者的医费。"②

闽西苏维埃政府把永定县的做法推广到全区，闽西第一次工农兵代表大会通过的《建设决议案》规定："各区乡政府要设立公共看病所，由政府聘请公共医生，不收医费"。③ 在苏维埃政府管理下，工农群众的健康有了基本保障。

当时《红旗》杂志第78期第2、3版刊登的一篇文章反映了农民群众的感觉，"区乡政府聘请了医生，设立公共看病处，苏维埃下的群众有去诊病，不取分钱，同时各地均设立药材合共社（或名公共药铺）。农民过去有病请不起只有向［问］菩萨一条路，现在农民不但发生政治问题要提出意见到苏维埃解决，就是身上小小的病患，都有苏维埃解决，同时区乡苏维埃也就不但

---

① 《中央革命根据地史料选编》中册，江西人民出版社，1982年版，第552~553页。

② 中央档案馆、福建省档案馆：《福建革命历史文件汇集（1927—1930）》，1985年内部刊印，第65页。

③ 《中央革命根据地史料选编（下）》，江西人民出版社，1982年版，第53页。

可以解决工农的政治经济问题，连工农身上的病患，苏维埃都有解决的本事。这里恰恰给了那些专门靠菩萨骗人吃饭的庙祝吃了一点暗亏。”①

为了更好地服务于军民，闽西苏维埃政府1930年指示建设委员会下的建设部要“继续办理闽西医院，并力求完备。2月份起医院经费由闽西政府负担②”。

4. 广泛招聘技术人才

1930年7月18日，闽西苏维埃政府为闽西医院招收实习生发出通告：现在闽西唯一的政治任务便是扩大斗争，在这总路线当中，应猛烈扩大红军，同时要使武装同志安全，便要扩大卫生队的组织，要使卫生队的人才充实，便要招收医院实习生，在这种连带关系之下，所以本政府常委会决定：

①各级政府尽量搜罗，并招请各地专门医治枪伤的中医生送本政府介绍到医院服务。

②闽西医院应招收实习生，由各县负责每县三人或五人于8月1日以前送到医院。经费和人才是办好医院的基本条件。

在创建红军、建立革命根据地的斗争中，需要有各种各样的人才。为此，中共中央多次发布征调特殊人才的通告。1930年3月18日发布了《中央通告第97号》：“各省省委军委转各级党部：现在全国军事工作随着革命的发展而日益发展，特别是中国各部的红军更是突飞猛进的扩大，因此，目前需要干部人才，是非常之多，而又非常迫切。为应付这一客观的环境，中央除设各种方法解决外，各省委军委以及各党部应从速调查该党部所管辖的同志有无军事人才，军医、交通、修理军械人才，以及政治工作人才等，列表统计，送交上级党部转送中央军委。如有红军的区域，自然可以就近送到红军中去工作，否则可送来中央军委分配到各部红军中工作。但送来中央的人至少要满足下列条件：①是上项人才之一；②坚决勇敢，能吃苦耐劳；③在政治上

---

① 中央档案馆、福建省档案馆：《福建革命历史文件汇集（1927—1930）》，1985年内部刊印，第80页。

② 《中央革命根据地史料选编（下）》，江西人民出版社，1982年版，第46页。

及组织上没有问题；④身体强健有决心到军中工作。

除同志外，如有上列特殊技能的人才，表同情革命而愿到红军中工作的同情者，各级党部亦可介绍到红军中去工作，或列表报告中央军委，俟需要时可调集。”①

1930 年 8 月 3 日，中共中央还专门发出了征召医务人员的《中央通知第 155 号》：“党在目前积极准备武装暴动夺取政权的总任务之下，红军的发展一日千里，红军与白军作战区域扩大于十数省，这样的阶级战争的表演，尤其处在中国特殊环境之下，直接与帝国主义的武装冲突（过去如龙州、大冶、岳州及最近在长沙与各帝国主义军舰开战）更是万分残酷。因此革命战士的牺牲、受伤一定是不可免的，在革命战争中对于革命战士的救护，必然成为一个严重的问题。因为救护革命战士的运动，最重要的意义为鼓动广大群众参加革命战争，恢复并加强革命的战斗力量。

因此，党除号召全党特别注意一切反帝国主义进攻红军、反军阀战争、建立苏维埃政权、拥护红军等运动，还提出每一个革命群众都要为红军找医生，为红军找药料，到战场上救护红军去，各种救护红军的口号要成为革命群众自身的要求，所以中央除动员各级党部号召广大群众作红军救护运动外，并决定把全国党组织下所有具有医学技术的同志（医学学生、医生及通西医的同志），只要身体健全的，无论如何即刻调来中央，预备送入专门传习学校，接受短期训练，以便送入红军中服务，务要成为红军中卫生救护的组织者。此事在目前形势之下，不单是红军中一个技术问题，而是充分带有严重的政治意义和革命战争的组织任务的，关系非常迫切，希望各地党部接到这一通知后，即提出讨论并动员支部去讨论进而收集有医学技术同志的名单送来中央为要。”②

中共中央通过中国革命互济总会作出具体布置。中国革命互济总会 8 月 4

---

① 中国人民解放军历史资料丛书编审委员会：《后勤工作文献（1）》，解放军出版社，1997 年版，第 37 页。

② 中国人民解放军历史资料丛书编审委员会：《后勤工作文献（1）》，解放军出版社，1997 年版，第 40 页。

日发出《总会秘书处通知第27号—为加紧聘请军医事—》

各级分会：最近红军猛力的发展，攻克了主要的都市——如长沙、南昌等，一省或几省的首先胜利即在目前。因此，在红军中特别需要医生，总会故拟定下列办法，各级分会切实交来总会是要！

（一）凡是医院中的分会会员，均全体调来上海分配各军工作；

（二）凡是医学学校的分会会员，均调来上海试行分配工作；

（三）公开登报招考，自由招聘医生。

附第三项至低限度在各处须聘到医生的分配如下：

北平，40；天津，20；青岛，10；济南，10；

辽宁，20；哈尔滨，10；太原，10；开封，10；

郑州，20；洛阳，10；安庆，10；芜湖，10；

上海，100；南京，30；苏州，10；无锡，10；

杭州，20；宁波，10；香港，20；福州，10；

广州，10；武汉，50。

（武汉考试后可直接送去）

其他各城市也尽量招考。

聘请医生条件如下：

（一）要经会员介绍方送来上海考试；

（二）被聘者应试后，依技术高低列级给薪；每月50元、80元、100元、150元、200元（会员不在例）；

（三）路费由本会给。①

在这一背景下，一批医护技术人员来到苏区。到中央苏区的有著名红医将领贺诚，还有陈志方、彭真、王立中、唐义贞等，到鄂豫皖苏区的有苏井观、邵达夫等，这一时期的卫生工作水平也有了较明显的提高，开始由过去

① 中国人民解放军历史资料丛书编审委员会：《后勤工作文献（1）》，解放军出版社，1997年版，第42页。

适应游击战的卫生工作，向适应大兵团运动战的卫生工作过渡。在第二次围攻长沙时，医疗后送体系已开始出现，并能初步地进行分类后送和收容治疗。这是红军卫生工作在大兵团集中作战中受到的第一次严峻考验。完成任务的实践表明，这时红军卫生工作已达到了一个新的阶段。

第二节　中央红军三次反“围剿”时期的卫生工作

中央革命根据地和红军迅猛发展，令蒋介石十分恐慌，于 1930 年 11 月至 1931 年 11 月，对中央革命根据地发动三次“围剿”，在以毛德东、朱德、彭德怀等领导下根据地军民同仇敌忾，在军事部署、物资供应和收治伤病员等方面做了充分准备，使蒋介石皆以失败而告终，此后，以瑞金为中心的中央革命根据地正式形成。

一、第一次反“围剿”时期的卫生工作

1930 年 10 月，蒋介石先后调集十万大军向江西苏区和中央红军发动第一次“围剿”，而当时驻守根据地的红一方面军有一、三两个军团，只有四万多人。为了粉碎敌人的第一次“围剿”，红一方面军在收容救护伤病员方面做了周密的部署。

1. 作战前的医疗救护准备

为了腾出病房和医疗力量，红一方面军所属医院，都进行了突击治疗，使大部分伤病员治愈归队；暂时治不好的，都集中到由军政干部负责管理的康复连，以便迎接新的收治任务。红色总医院第一分院的 300 多名伤病员，就是采取这种办法予以安置的，所以能够把这个医院由兴国调至靠近预定作战地区的富田。当时红一方面军所属的赖家坪医院、阳城医院、茶岭医院以及调到富田的第一分院，统归刚成立的后方办事处领导，并把这些医院做了如下调整和分工：东固医院、茶岭医院和第一分院编为红色总医院的三个分

院，作为后方医院使用；阳城医院和赖家坪医院，作为前方野战医院，分别随一、三军团行动，负责战伤的初步治疗和后送工作。为了减轻红军的负担，前后方医院的给养、护理、输伤民夫和担架等，均由赣西南工农政府负责筹措保证，江西省苏维埃政府发布《紧急通告（秘第一号）——动员广大工农群众坚决实行阶级决战消灭敌人》，在战场救护方面要求：

设立兵站，准备担架，“各路都要设专门兵站，料理红军给养和伤兵事情，西路在裴家设一个，北路在××设一个，儒林书赖设一个（地点由自己设立），中路在青原山设一个，必须要派出忠实可告（靠）的同志去，万勿勿（忽）视！”

“过去九次攻吉当然各地设立组织，现在亦是要重新组织起来，每路起码要组织二百副担架，每副担架要四人，组织要注意健全，以便作战时之用。”①

体现了根据地党政军民共同抗敌的战时体制。虽然对这次反“围剿”作战要打多久，伤亡有多大，事前不能做出准确的估计，但就事先做好了救护收容准备来说，这在红军的卫生工作史上还是第一次。

2. 作战中的医疗救护服务

反“围剿”开始时，红军采取诱敌深入的作战方针，由北逐步向南作球心形退却，将敌诱至龙岗。在后撤中没有同敌人接触，故无伤亡。在龙岗地区进行一举歼灭敌十八师师部和两个旅的战斗以及在东韶地区作战中，红军各部队的卫生机关都预先组织了战场救护力量，各师部都设立了绷带包扎所，各军部都设有伤员收容转运所，加上战斗迅速，伤亡不大，所以伤员都能得到及时救治，做到了有条不紊的逐级后送。师绷带所和军收容所的任务，主要是矫正火线上的包扎，对骨折的施以固定，组织后送。左路一军团的伤员，转送到阳城的野战医院；右路三军团的伤员，转送到赖家坪野战医院。在野战医院进行急救处置后，再由民工担架后送到茶岭的红色总医院，做最终治疗。

① 江西省档案馆：《中央革命根据地史料选编（中）》，江西人民出版社，1982年版，第539～540页。

兴国茶岭红色总医院的三个所（由过去的四个休养连扩编而成），皆分散在茶岭附近的村落里，最远的有一二十华里（约 10 千米）的距离。全院只有三名医生，十一名看护。为了收治大批伤病员，医护人员采取了积极有效的办法。

①医护人员做了明确分工。三名医生组成一个小组，按伤情的重轻顺序，巡回到各个所去做手术，对复杂伤口进行换药。每所配一名看护长，负责观察、报告伤情变化，并投镇静剂。看护每两人一组，分到各所负责一般伤口的换药，煮沸、消毒敷料。

②规定了治疗原则。对骨折伤员，均施以夹板、副木固定，上肢吊带和简易的牵引术，尽量保存伤肢，只对有大血管和神经断裂等严重情况的肢体，才允许截肢。重伤每天换药两次，轻伤一次。一般伤口用食盐水冲洗，化脓伤口用消炎药水冲洗。伤口敷料，多用盐水纱布、碘仿纱布。外用药，硼酸软膏、碘仿软膏、硼酸粉、碘仿粉、滑石粉等。止痛则用鸦片、吗啡酊和阿司匹林。

③在收治过程中，还开办了看护训练班。在反“围剿”作战开始前，红一军团的红三军就开办了一个看护训练班，以解决人手不足的问题。为了迎接反“围剿”的收容任务，总医院也开办了一个看护训练班，学员是通过江西总行动委员会从太和、永丰、吉水各县抽调来的，年龄都在 20 岁以下，男女生共有 30 多名，边参加工作，边由医生讲解看护知识，很解决问题。

1931 年 1 月初，蒋介石国民党发动的第一次“围剿”被粉碎，红军趁势乘胜追击，消灭了一些地主武装，发动了几十万群众，恢复了失地，巩固、扩大了中央革命根据地，为粉碎敌人的第二次“围剿”创造了有利条件。

二、第二次反“围剿”时期的卫生工作

蒋介石在第一次“围剿”失败后，于 1931 年 3 月调集 18 个师另 3 个旅约 20 万人的兵力，由何应钦代行总司令职权，兼陆海空军总司令南昌行营主任，对红一方面军发动第二次“围剿”。红一方面军约 3 万余人，在毛泽东、朱德指挥下，五战五捷，痛快淋漓地粉碎了敌人的第二次“围剿”。红军的医

疗卫生方面的工作也有很大进步和发展。

1. 作战前的医疗救护准备

当得知敌人在积极准备进行第二次“围剿”计划后，红军也开始了反“围剿”的作战准备。在准备工作中，红军对作战中的卫生工作，给予了极大的关注。朱德、毛泽东对第一次反“围剿”作了总结，提出批评，对战场救护指出战前许多部处（参谋处、副官经理处、军医处）没有开会专门讨论准备作战的工作，以致作战时抓不着头绪，或忙成一堆，或不晓得应做些什么，或工作人员一起都派出去了再无人可派，或做起事来器具又没有带（如参谋不带复写纸、铅笔，医官没有带应用的药品）。战中各部队的人员组织多是无计划的，不科学的，在战场上或后方，忙东忙西却完不成任务。战后胜利品、俘虏、伤兵的处置太慢，这是很妨碍追击的。同时也太不注意招待伤兵，饭汤很久送不到。因此在准备第二次反“围剿”作战时要“召集军医会议，讨论关于伤兵的救护及转送事项，绷带所的设立问题，战后药品、西医、看护等的搜集方法……担架兵、看护兵须联合演习救护法、转运法。”①

2月21日红一方面军总部发布的筹款命令中就特别指出：“到石城之部队，须注意多买西药，特别是海碘仿、碘片、酒精、纱布等。”② 此后，中央军委又颁发了“为节省经费持久斗争”的训令，其中规定“除有十分重病的得酌支药费外，对过去所开支的药费一律停发”，以便为下一次反“围剿”做好医药物资准备。

为了统一战时伤病员的收治工作，加强领导，3月间将红色总医院交由总前委领导，下设两个分院，每个分院设休养所或休养连。每所（连）配备工作人员150人（100人）左右，规定每所（连）收容500名（300名）伤病员。5月3日，方面军领导决定总部医院成立第三、第四分院，设于南垅、石印；红三、红四、红十二、红三十五军分别成立野战医院，随各军行止。③

---

① 《毛泽东军事文选》第1卷，军事科学出版社，1993年版，第206~212页。

② 高恩显：《新中国预防医学历史资料选编》（一），人民军医出版社，1986年版，第21页。

③ 《中国工农红军第一方面军史》，解放军出版社，1993年版，第216页。

各战斗部队的卫生组织，都补充了第一次反“围剿”作战中缴获的药品和器材，有的还补充了俘虏来的医务人员，均较前有所加强，因而对火线救护、后送、治疗等工作也提出了更高的要求：各级卫生组织，特别要做好连续转移、迅速展开、安全后送伤病员的思想准备与组织准备。

工农政府派来的与群众自发组织的担架队和各种战勤服务队，都已处于待命状态。根据地军民一心，同仇敌忾。

2. 作战中的医疗救护服务

在第二次反“围剿”作战中，由于敌人投入的兵力增加，作战持续时间延长，战斗规模相应扩大，因而红军的伤亡较上次增多。据各部队战后统计反映：5 月 16 日富田战斗中，红军牺牲 268 人，伤 876 人；5 月 19 日白沙战斗中，红军牺牲 22 人，伤 94 人；5 月 22 日中村战斗中，红军牺牲 491 人，伤 217 人；5 月 27 日广昌战斗中，红军牺牲 69 人，伤 202 人；5 月 30 日建宁战斗中，红军牺牲 97 人，伤 292 人；这 5 次战斗总计 1681 名伤员。[①]

尽管反“围剿”作战中红军伤亡增加，由于准备较好，战斗中红军的火线救护、战伤处置、伤员后送等工作，均有明显的进步：

①火线的自救、互救，基本上符合要求，卫生员的救护率比以前高，能及时把伤员运下来，实现了“不丢掉一名伤员”的要求；

②师军医处紧随师指挥所，战斗打响后能立即展开绷带所，有的师还派出了支援力量加强团的救护工作，师后送伤员也比较及时；

③野战医院能做到止血、摘除弹片等急救手术，特别注意清理伤口，所以化脓感染率不高，起到了第一阶段的治疗作用；

④部队转移时，野战医院留下少数人做收尾工作，其余人员能紧跟部队行动。为了机动，把医院分成若干小组，以组为单位开展工作，交替前进，保证了战时收、治、转的工作不间断；

⑤担架队起的作用甚大，用门板等物绑扎的担架，把伤员从各师绷带所、

---

① 《中国工农红军第一方面军史》，解放军出版社，1993 年版，第 219 ~222 页。

军野战医院等处迅速后送到东固山区的后方医院；

⑥为了不使伤员在野战医院积留，总医院在作战过程中又在东固成立了第三分院，扩大收容量，使野战医院只起中转作用，不留治伤员，保证了野战医院的机动性。[①]

当红军取得了四战四胜之后，乘胜突袭建宁，由西向东横扫七百里，战线拉长，后方医院距前方更远。为了适应部队大踏步前进的需要，5 月 26 日总前委决定在小布设立后方医院，在洛口设伤兵转运站，随一、三军团行动的野战医院，在古竹展开，把从火线上下来的伤员经洛口转运站送至小布后方医院。5 月 27 日红军攻克广昌后，总前委又决定红一军团红四军的野战医院暂留广昌，由工农政府派担架队把伤员经洛口后送小布。随着战况的发展，及时调整医院部署和输伤路线，形成了广昌→洛口→小布和广昌→古竹→小布两条输伤渠道，保证了红军远征中对伤病员收、治、转工作的顺利进行。

5 月 31 日，红军攻克建宁，战线又延长百余里。攻克建宁的红三军团和红一军团的十二军，当时有 300 余名伤员，而附属于三军团的野战医院还在古竹处理伤员，故总前委决定由十二军军医处就地开设野战医院，收容建宁作战中的伤员，以待三军团野战医院的到来。为了减轻十二军军医处长途后送伤员的负担，总前委规定“一个月内能治愈的轻伤病员不得后转”。

3. 后方的医疗救护保障

在敌人重兵进犯的情况下，红军主力采取大踏步后退与前进，在运动中捕捉战机，歼灭敌人，以粉碎敌人的进攻，这就有可能使后方出现一时的空虚状态。这时，残余的反动武装和敌特分子往往趁机骚扰后方医院。为了确保后方医院的安全，总前委派左权参谋长，以特派员的身份到后方统一领导保卫工作。左权到后方组织农民赤卫队镇压了地主武装，后方安全得到了保证。但当时在“左”的思想指导下，医院里正在大搞清理嫌疑分子的斗争，极大地挫伤了医务人员的工作积极性，使医院的收治工作呈现混乱现象。为

① 张汝光：《中国工农红军卫生工作史略》，解放军出版社，1989 年版，第 51 页。

了扭转这种局面，不得不于战后对医院工作进行整顿，同时对各后方医院的任务又作了调整：一个月内不能治好的重伤员，全部集中在总医院第一分院收治；治愈后不能归队的伤残人员，转到新成立的残废院收养，其余的伤员与病员彻底分开，由其他各后方医院收治。经过整顿、调整，医院工作又恢复了正常状态。物资药品供应，因有战场上的缴获，也比战时有较大改善。在此基础上又开展了突击治疗活动。

各战斗部队的药材供应，由总医院负责。当时红军还没有自己的制药厂，除了多渠道采购外，主要来自战场上的缴获。在建宁战斗中，红军缴获了敌军两个团卫生队和军、师医院的一批药材。这对卫生部门来说，是反“围剿”作战中的最大“胜利品”。总前委对这批药材也十分重视，指示三军团派人收拢、清点、登记，除留下一部分给建宁的伤员使用外，其余的均上交总司令部转送后方总医院，共有药材 25 担。为了保证这批药材在后运途中的安全，左权参谋长亲自负责后送。

红军的医务人员也有扩大。解放吉安等作战时俘虏过来的医务人员，经过教育，绝大多数留在红军中工作，在第一、二次反“围剿”作战中，表现得都很好，有的成为红军卫生工作的骨干力量。中央和白区党组织也不断为红军招收军医人才。5 月间，中央从上海先后派贺诚、陈志方、彭真（原名龙伯，曾留学日本和苏联，1935 年 6 月长征途中因敌机轰炸遇难）等两批医务人员来中央苏区红军中工作。第一批来的贺诚等人，暂留闽粤赣边区的大洋坝医院工作。第二批来的陈志方、彭真等人，暂留闽粤赣边军区军医处工作，并由陈志方担任军医处长，加强了该军区的卫生工作力量。不久，成立了闽粤赣边军区总后方医院，院长罗化成，副院长张令彬，医务主任彭真，并在总医院下设了三个分院，分别部署在上杭、长汀和永定。总医院成立后，实行了分类收容，设立了重伤、轻伤、一般疾病、传染病、疥疮等组，收治规模较前扩大，治疗水平也较前提高。

1931 年夏初，总前委决定成立总军医处。

中央红一方面军痛快淋漓地打破了敌人的第二次围剿，接着红军转入进攻，分兵发动群众，打土豪、分田地、筹款筹粮，解放了赣东闽西的黎川、南丰、建宁、泰宁、宁化、长汀等广大地区，进一步巩固、扩大了中央根据地，同时也发展、壮大了红军。

三、第三次反“围剿”时期的卫生工作

1931年7月，蒋介石亲任“围剿”军总司令，何应钦为前敌总司令，调集23个师另3个旅约30万人的兵力，对中央革命根据地第三次“围剿”。红一方面军仍是一、三两个军团，只有3万人左右，以六战五捷的辉煌战绩彻底粉碎了敌人的第三次“围剿”。在老营盘的战斗中，还俘获了敌九师一大批医务人员和药材。

1. 作战前的医疗救护准备

红军为贯彻“避敌主力、打其虚弱”的作战方针，7月10日，由闽西建宁，经安远、宁化、长汀和赣东的瑞金、银坑出发，绕道千里，回师赣南兴国地区集中，待机各个歼灭敌人，适时转入反攻。千里回师是这次反“围剿”战略的重要组成部分，也是一次极其艰苦的长途行军。七月正值盛暑，部队沿着闽西赣东的山间小路急进，卫生工作任务面临着新的课题。一开始，红军各级卫生组织就向部队提出了防中暑、防脚伤、防痢、防疟等行军卫生要求，并在当时条件下采取了可能的、行之有效的一些预防措施。师、团两级，普遍由政工人员、卫生人员和担架队员组成了收容队，负责收容治疗沿途发生的病号。凡是不能跟随部队急行军的，都收容到师团收容队里来，每天比部队提前一两个小时先行出发，以期宿营时和部队同时到达目的地。轻病员互相搀扶着赶路，重病员由担架抬着走。军政首长也轮流到收容队做鼓动工作，帮助解决问题。各师宣传队，在沿途设立鼓动棚和开水站，激发指战员的意志和士气。

行军中的多发病，主要是痢疾、疟疾、疥疮和下腿溃疡（也叫“烂巴子”），因发病率高，对部队威胁很大。患有这四种传染病的，不能同一般病人收容在一起。军、师卫生机关都另外成立了收容单一病种的连、排组织，边行军边对这四种病进行治疗。随军医院就专门成立了疥疮收治所和下腿溃

疡收治所等，由中医采用中药、民方、验方治疗。沿途群众对红军积极支援，主动把重病号接到自己家中留养，给以妥善照顾。

千里回师，虽然疾病造成的非战斗减员，高达10%。但部队士气旺盛，因为有了第一、二次反“围剿”作战的胜利，指战员求战的心情十分迫切，连伤病员也不甘心掉队，7月底，红军主力按计划到达了预定作战地——兴国地区。

2. 作战中的医疗救护服务

第三次反“围剿”，同前两次反“围剿”作战相比，更加激烈，持续时间更长，部队减员数量也大增。根据各军战后伤亡报告统计，8月6日和7日的莲塘战斗和良村战斗，红军牺牲250余人，伤860余人；8月11日黄陂战斗，红军牺牲80余人，伤300余人；9月7日老营盘战斗，红军牺牲130余人，伤440余人；9月8日高兴圩战斗，红军牺牲780余人，伤1490余人；9月15日方石岭战斗，红军牺牲60余人，伤230余人。方石岭战斗后，红三军军长黄公略在率领部队向东转移途中，遭敌飞机袭击，不幸牺牲。[①] 伤病员总计有4000多人，收治任务异常艰巨繁重。

为了迎接收治任务，设在东固山区的后方医院，在战前即对原有伤病员进行了突击治疗，以空出病房和治疗力量，同时还成立了一个康复连。战斗打响后，各师都开设了绷带所，军开设了伤兵转运站，军团开设了野战医院。伤员到达野战医院经过处置后，由医生开条子，用民工担架转送到后方医院。由于当时没有固定的战场与战线，每当敌人前进到后方医院地区，威胁到医院安全时，后方医院即分散转移，依靠群众和高山密林等有利条件，同敌人兜圈子。每转移一地，便迅速进行治疗工作，然后再转移，再展开，保证了伤病员的安全和治疗的不中断。为了扩大收容量，在黄陂歼敌后，把转移到高兴圩总医院的一个直属休养连，也扩充为一个分院，收容了300多名伤员。总医院转移到兴国以北的茶岭一带收容。

---

① 《中国工农红军第一方面军史》，解放军出版社，1993年版，第343~349页。

为了加强总医院的领导，总前委决定调贺诚任总医院政治委员。鉴于伤病员过多，轻伤病员又占2/3以上，总前委再次通令各军接回本单位的轻伤病员，由各军的野战医院治疗，以减轻对后方医院的压力。

第三次反“围剿”胜利后，红一方面军开往福建闽西地区工作筹款，“各军留下之临时病院，统归红军后方总医院（院长戴济民，政委贺诚）指挥”。①

3. 医疗卫生保障的启示

在保证红军千里回师和历次作战的胜利过程中，红军卫生工作经受了一次严峻的考验，能够比较好地完成卫生保证工作，主要在于如下几点措施：

第一，由闽西回师时，时值盛暑，大部队在崎岖山路上急行军，沿途卫生环境条件又差，发生各种疾病是难以避免的。由于以师、团为单位组织了收容队，军、师卫生机关针对四种多发病分别组织了收治连或排，医院分别组织了收治所，因而对发生的各种疾病，都能及时分类收治，既避免了扩大传染，也使部队解脱了携带病员行军的负担，这是保证红军千里胜利回师的有效措施之一。

第二，战前的准备工作充分。准备工作的内容包括：①做好思想政治动员，使全体卫生工作者都了解完成战救任务的重大意义，发扬阶级友爱精神，做好火线上的自救与互救，不准丢掉一个伤员；②通过工农政府，做好民工的动员、分派工作，教给他们在输伤途中照顾伤员的方法，使他们了解输伤路线和后方医院所在地，即使走散，也能把伤员送到后方医院来；③对后方医院的原有伤病员进行突击治疗，争取大量出院，暂不能出院的，设康复连集中，以空出床位和医疗力量接受新的收治任务；④以群众支援为后盾，扩充医院，增加收容量，保证来多少收多少；⑤积极筹措、采购、自制药品器材，在药材供应上，采取“保证重点，照顾一般”的分配办法，对作战部队和重伤医院尽量多分发一些。

---

① 《毛泽东军事文集》第1卷，军事科学出版社，1993年版，第255页。

第三，及时抢救、后送、治疗，是这次作战中卫生工作的一大特点。大兵团的游击性运动战，部队流动性很大，没有固定的战线和战场，而且每次战斗的时间又短，战况瞬息万变，因而在卫生工作实施的诸环节上，都应非常及时。具体来说：①从火线抢救下来的伤员，要迅速送到团、师绷带所；伤员转运站要迅速组织伤员后送；②野战医院要迅速开到指定地点，迅速展开收、治、转工作；③战线延长或战场转移时，要迅速调整卫生机构的部署，尽量做到前伸，缩短伤员后送的距离；④明确收治范围，凡一个月内能治好的轻伤员，由各军设法留治，不得后送，以减轻后方医院的压力。

第四，后方医院要做好随时转移的准备，严防敌人袭扰。红军医院多开设在山区，比较安全。但由于部队流动性大，后方根据地收缩性很大，在同敌人周旋时，几乎没有绝对安全的后方，故须做好随时转移的准备。在第二、三次反“围剿”作战中，后方医院转移的例子很多。成功的经验是把工作人员和伤病员分成若干小组，实行小组负责安全治疗包干制，这样，转移起来方便，且能保证不间断治疗。

第五，发扬工作人员的革命热情，依靠群众，克服困难。第三次反“围剿”作战中，由于伤员倍增，战救、输伤、收治任务都异常艰巨而又繁重。在这种情况下，能比较好地完成任务，除了有正确的领导外，应予指出的是全体卫生工作人员的献身精神和根据地人民群众的大力支援。比如，第四分院仅有三名医生和十一名看护，却完成了千余名伤员的收治任务。他们连吃饭、睡眠的时间都难以找到，日夜奔忙操劳，带病坚持工作，毫无怨言。战斗打响后，各级卫生机构都配有群众组织的担架队；伤员的住处、饮食、护理等都由群众提供条件，并参加工作；医院转移时，由群众带路，进行掩护等。正如毛泽东同志所说的：“因为革命战争是群众的战争，只有动员群众才能进行战争，只有依靠群众才能进行战争。”这是从革命战争的实践中，得出来的一条基本结论。[①]

反“围剿”胜利结束后，红军转入反攻，扩展根据地，扩大红军，使红

① 张汝光：《中国工农红军卫生工作史略》，解放军出版社，1989年版，第62~65页。

军和根据地都得到了很大发展。赣南、闽西两根据地连成一片，成为完整的中央根据地，中央苏区达到全盛时期。

第三节　中央苏区医疗卫生防疫事业的建设与发展

一、医疗卫生事业的顶层设计和整体布局

随着红军的发展和军事上的胜利，1931 年 9 月，赣南和闽南两个根据地连成一片，形成了以瑞金为中心的中央革命根据地，成立全国性政权的时机已经成熟。经过近一年半的酝酿和准备，1931 年 11 月 7 日，中华工农兵苏维埃第一次全国代表大会在瑞金召开，为苏区卫生事业的发展提供了原则和保障。

1. 中央卫生机构的设置和工作方针

中华工农兵苏维埃第一次全国代表大会通过的《中华苏维埃共和国宪法大纲》规定："苏维埃政权是属于工人、农民、红色战士及一切劳苦民众的"，要切实保障工农劳动群众在政治上、经济上、文化上的各项基本权利，"没收一切地主阶级的土地，分配给雇农、贫农、中农"，改善工人生活，取消一切苛捐杂税，征收统一累进税。在《劳动法》中从劳动雇佣手续、工作时间、工资制度、女工童工青工保护等方面，作出了有利于工人的政策规定，在关注工人身体健康方面，社会保险的优恤的种类中，还特别规定："免费的医药帮助——不论是普通病，或因工作致病，遇险致伤，职业病等，都支付医药费，其家属也同样享受免费的医药帮助"。对于红军官兵，中华工农兵苏维埃第一次全国代表大会通过的《中国工农红军优待条例》在多方面作出规定。

中华苏维埃共和国临时中央政府，暂设外交、军事、劳动、土地、财政、司法、内务、教育、工农检查（察）九个人民委员部和国家政治保卫局，构成临时中央政府。卫生属于内务人民委员部的职责，下设卫生管理局。"卫

生、交通、邮电、社会保证等管理局，是卫生、交通、邮电、社会保证等部未成立前的临时组织，是暂时由内务部兼理这几部的工作。”[①] 卫生管理局的任务是：“管理医院，预防和制止瘟疫与传染病，注意公共卫生，检查车船、公共食堂及人民住宅之清洁，考验并监督医生和药剂师，检查药品及药材之营业等。”[②]

临时中央政府又成立了隶属于苏维埃中央人民委员会的中央革命军事委员会，简称中革军委，下设总军医处，负责红军的医疗卫生工作，处长贺诚，同时兼任苏维埃临时中央政府内务部卫生管理局局长，这样一种安排也说明当时卫生行政管理体系和设施是军队和政府相结合的。

2. 地方各级卫生防疫机构的设置

临时中央政府还颁布了《地方苏维埃政府的暂行组织条例》，该条例规定在中央，由内务部分管卫生工作，设立卫生管理局，在省、县、区一级也成立卫生部（科），设部长（科）1 人[③]。卫生局、卫生部（科）的职责主要是管理地方医院，预防瘟疫与传染病的流行，注重公共卫生，检查车船、公共食堂及公民住宅之清洁，考察并监督医生和药剂师，检查药品及药材之营业等。

随着苏区大规模防疫运动的展开，为进一步加强对卫生防疫的组织领导，1933 年 3 月，苏区建立了从城市到乡村、从地方到中央、从机关到部队的各级卫生防疫委员会。在城市，卫生防疫委员会设正副主任 1 人，委员 7 ~ 10 人；在乡村，小乡建立 1 个卫生防疫委员会，大乡则分村组织几个卫生防疫委员会，在乡以下单位，每 5 ~ 10 家成立卫生小组；在机关，100 人以上的单位成立了卫生防疫委员会，委员 5 ~ 9 人，100 人以下的机关成立卫生小组；在部队，以团为单位组织了卫生防疫委员会，委员 5 ~ 9 人；在中央，“特由人民委员会通令中央一级机关各派代表 1 名，组织‘中央防疫委员会’进行

① 《中央革命根据地史料选编（下）》，江西人民出版社，1982 年版，第 169 页。
② 《中央革命根据地史料选编（下）》，江西人民出版社，1982 年版，第 170 页。
③ 《中央革命根据地史料选编（下）》，江西人民出版社，1982 年版，第 148 ~ 154 页。

防疫工作”。[①]

中央防疫委员会于1934年3月10日组织就绪，下设宣传、设计、疗养、总务科、隔离所等部门。各级卫生防疫委员会的建立使苏区的疫病防治工作有了充分的组织保障。

二、军民卫勤系统逐步形成与第四次反“围剿”的胜利

1. 军民卫勤系统逐步形成

（1）作战中红军建立卫勤系统

1931年12月14日，第二十六路军一万多人在江西宁都起义。起义后改编为红五军团，辖十三军、十四军、十五军。红五军团总指挥为季振同，政委为肖劲光；副总指挥兼十三军军长为董振堂，政委为旷朱权；军团参谋长兼十四军军长为赵博生，政委为黄火青；十五军军长为黄中岳，政委为左权。[②] 原二十六路军军医处，随同部队的改编，编为红五军团军医处（1932年改为卫生部），陈义厚为处长。三个军也编有军医处，十三军军医处长刘瑞林，十四军军医处长缺，十五军军医处长姬鹏飞。

在苏区中央局领导下，1932年春红五军团组成后，即和一、三军团并肩作战参加了赣州、龙岩、漳州、水口等重要战役。赣州战役，红军苦战33天，攻城未克，伤亡3000余人，损失惨重。[③] 水口圩战役，红军伤亡2000余人。[④] 每次战役，各军团都开设了野战医院。总军医处的后方总医院也做了收容展开，红军军医学校也在信丰设立了中转性质的临时医院，将伤病员全部送到于都后方医院。

1932年夏，红三军团总医院改为军团卫生部，由何复生任部长，刘惠农任政委，戴正华、饶正锡先后任医务主任。师军医处改为师卫生部。军团卫

① 《红色中华》1934年3月22日，第4版。

② 《中国工农红军第一方面军史》，解放军出版社，1993年版，第278～279页。

③ 《中国工农红军第一方面军史》，解放军出版社，1993年版，第301页。

④ 《中国工农红军第一方面军史》，解放军出版社，1993年版，第315页。

生部直辖两个野战医疗所，战前开展为野战医院。还设有一所医务政治学校，边工作、边学习，培养百余名医生，数百名护士和大批卫生员，充实了各级卫生技术骨干力量。①

劳动与战争委员会的成立为做好战场救护提供了前提条件。“中央执行委员会为使上述的一切动员与后方工作，能在更有组织、更集中领导的条件之下进行，特决定于人民委员会之下成立劳动与战争委员会。劳动与战争委员会有计划和管理经济上、军事上、劳动上的全部动员，及对于政府各部委、军区、地方政府关于战争动员问题的指挥之权。各级苏维埃政府及一切武装组织，应经常地将其动员与后方工作的计划和执行程度，报告给劳动与战争委员会，以便于经常的检查与给以及时的指导，同时各该政府的武装组织，仍须向其主管指挥机关报告，以保持原有的行政与指挥系统。”②

8 月，红军进行乐安、宜黄战役。战前 8 月 8 日，中央革命军事委员会发布“训令”，命令：“各军在水口战役所负伤的人员，8 月 7 日均已运到于都各医院，应迅速转交后方总医院接管。军委会及各军团卫生机关应迅速归队开到前方工作。各级军医处应计划和准备设立野战医院的一切材料及担架。军委会总军医处应计划和准备设立兵站医院。各军野战医院须能迅速地将负伤人员由兵站医院向后方回送，以便野战医院能随军前进。兵站医院须能迅速接收和运送负伤人员到后方疗治。”③

8 月 14 日，中央革命军事委员会又发布关于建立和健全转运伤兵工作的通令：“过去对伤兵的转运工作没有很好的组织，因之在这一工作中发生了许多的困难，同时，因为各部军医处的组织与工作不健全，更加增进了这一工作中的困难。这是值得我们严重注意的，不然，便要影响着当前的战斗。

军委会有鉴于此，除已派人在招携、小布一线沿途建立兵站，帮助进行这一工作外，特决定军委会、总政治部、总军医处三个机关，负责组织一个

① 饶正锡：《红三军团的卫生工作》，中国人民解放军历史资料丛书《后勤工作回忆史料（1）》，解放军出版社，1977 年版。

② 《红色中华》1932 年 7 月 14 日，第 1 版。

③ 中国人民解放军历史资料丛书《后勤工作文献（1）》，解放军出版社，1997 年版，第 168 页。

转运伤兵的委员会，军团与军一级同样各要建立这一组织。委员会的主要任务是，专为转运前方伤兵、病兵及收容落伍兵。委员会的主要负责人，依照当时的工作环境来决定，一般地说是以政治部选派一个较得力同志去负责为适宜，但该委员会主要负责人已经委定后，该负责人对运输伤兵要负绝对的责任。以后转运的办法：

（一）从前方战场运到招携一段，概由各军团及军两级各所组成的转运委员会负责。（二）从招携运到小布一段，概由军委会、总政治部、总军医处所组成的转运委员会负责。在伤兵的转运工作中，政治部所派人员负［责］转运伤兵时的政治工作，如向伤兵做宣传鼓动，发动地方群众抬伤兵，夫子中的政治工作……军医处所派人员负［责］领导对伤兵的医务工作，如换药、卫生……司令部所派人员负责伤兵的给养、设营……要有上面的这种健全组织与严密分工，才不会使伤兵的运输工作重复发生困难，才能在不断的胜利进攻中来加强我们的战斗力量。各级军事、政治机关以及军医机关接此通令后，即便依照执行。各部一定要派得力人员来担负这一切工作，绝不应随便敷衍塞责，至要。”①

这一“训令”和“通令”确立了设立兵站医院的形式，使伤员能在兵站医院换药、裹伤及必要的分类，完善了伤员救护的中间环节，保证了伤员在转运途中得到医治和生活照顾。根据中革军委的统一部署，8 月 17 日红一军团攻打乐安，20 日红三军团攻打宜黄。红一、三军团分别在增田街、黄陂开设野战医院，伤员经野战医院急救后，沿招携至小布的兵站线送往小布、桥头、于都后方医院和茶岭总医院。

1932 年 9 月，总军医处改为总卫生部，是中革军委的直属部之一，由贺诚任部长，下设医务科、卫生科、材料科、事务科，加强了工农红军卫生行政的最高领导机构。12 月间，中央红军进行了整编，将军改为师，取消了军

① 中国人民解放军历史资料丛书《后勤工作文献（1）》，解放军出版社，1997 年版，第 169 ~ 170 页。

的建制，军一级的卫生人员充实到师以下单位，同时将军团和师的军医处均改称卫生部，团设卫生队，人员与机构均较前充实、健全与统一，但当时大多数营连还没有卫生组织。

为使卫生防疫工作扎根于基层，总卫生部报请中央军委于12月23日颁发了开办卫生员训练班的训令，要求每个战斗连队选送一名有文化的战士，先在军团卫生部集中，然后送到总卫生部接受训练。[①] 训练的内容，主要是多发病的防治知识，急救技能和开展卫生运动的方法。经过两周训练，即回到原所在连队任卫生员。接着又办了第二期，各团以上机关选送一名，使各机关和直属队也有了卫生员。中央军委和总卫生部都非常重视基层的卫生防疫工作。在第一期卫生员训练结业后的1933年1月15日下达了通令，明确规定："这次受过训练的卫生员回到连队后，受管理排长（司务长）管理，负责连上的卫生工作"。总卫生部制定的《卫生员工作大纲》也随令下发，作为卫生员进行工作的依据。《大纲》规定了卫生员的职责、工作方法、卫生装备和报告制度等，除应做好平时的连队卫生防疫工作外，在"作战时救护负伤者，立刻送到团绷带所""战后指导掩埋尸体""收集缴获药品和医学书籍"。卫生装备有：碘酒一瓶、吗啡锭或阿片丸若干粒、灰锰氧水一小瓶、硼酸膏一盒、消毒棉一包、沃纺纱布和升汞纱布若干块、剪刀一把、大小镊子各一把、探针一支、急救包最少十个。连队有了卫生员，这就使红军的卫生防疫工作深入到了基层。[②]

当时部队存在着随便抽调卫生员改做别的工作和休养干部随便将医务人员带走的现象。鉴于卫生人员少，培养不容易，为了保持医务人员的稳定性，1933年1月1日中央军委发出通令："不经中央军委批准，不准将医务人员调任其他工作，任何伤病同志都不得自调医务人员伴医、护送"。[③] 有了这一规定，制止了卫生人员的流动，有利于部队卫生工作的发展与建设。

1932年以后，各部队卫生机构基本上有了统一的编制。方面军、军团编

---

① 中国人民解放军历史资料丛书《后勤工作文献（1）》，解放军出版社，1997年版，第200页。

② 高恩显：《新中国预防医学历史资料选编》（一），人民军医出版社，1986年版，第136~142页。

③ 中国人民解放军历史资料丛书《后勤工作文献（1）》，解放军出版社，1997年版，第203页。

设卫生部、医务科、材料科、管理科、担架排、运输排、看护班和看护训练班；师编卫生处，后改为卫生部；团设卫生队；连设卫生员。从此，改变了卫生行政管理和医疗业务实施部门合为一体的情况，不再像从前那样，由医院领导部队的卫生工作。当然，担任行政职务的领导干部仍亲自参加医疗技术工作或兼任院长，但组织机构有了区分。这样在全军就建立起了统一的卫勤指挥系统。

1933 年 5 月，总卫生部随同军委移驻瑞金后，机构就比较健全了。总卫生部设部长、政委各一人，下设有总务处，编文书科、供给科、管理科、通讯科；医政局，编第一科（管理医政、人事、教育）、第二科（管理药材）；保健局（管理卫生防疫），编巡视员若干人；医院政治部。直属单位有卫生材料厂、各后方医院。卫生学校属军委，由总卫生部领导。各军团卫生部、各军区卫生部在工作上受卫生部指挥与督促。贺诚任卫生部部长兼政委，陈志方任医政局长，漆鲁鱼（漆宗仪）任保健局长，陈明任总务处处长，唐义贞任卫生材料厂厂长，倪志侠任医院政治部主任。同时，组成一方面军卫生部，彭真任部长，王立中任政委。同年十二月，撤销方面军领导机构时，方面军卫生部同时撤销。[①]

（2）支持红军作战中地方卫勤系统初步形成

1932 年 7 月 7 日，中华苏维埃共和国中央执行委员会就战争动员与后方工作发布训令，要求地方苏维埃政府与一切地方武装组织，广泛发动群众以担架队、输送队、向导队、侦察队、洗衣队、救护队等形式参战，并就保障交通通畅，筹措战争经费，储备粮食，实行赤色戒严等作出具体指示。

在动员群众参加担架队、运输队，支持红军作战工作中，出现了一些偏差。一是各级政府对于动员群众组织担架队、运输队到前方的工作不充分，没有很好地做宣传鼓动工作，以至发生开小差，影响军队运输和战利品之损失。二是各地去担任运输就要工资，形成一种雇佣形势，不仅影响军队费用

① 中国人民解放军历史资料丛书《后勤工作文献（1）》，解放军出版社，1997 年版，第 280～281 页。

增加，而且失去了工农群众参加战争的意义。针对以上情况，中华苏维埃政府下达命令，规定运输员、担架员的指导调动待遇与办法：

“一、长期运输员、担架员一月到三月的，一概随军工作，每天每人发草鞋费大洋一角五分，五天发一次，并得分伙食尾子，但其他零用费不发。二、短期运输员、担架员，由当地地方发动来的短夫，就近担运伤病兵和战利品，在20天以下的，不发按日的草鞋费，但酌量发给运输时间中的所需草鞋钱。临时由自己雇用的，根据当地情形的实际需要原则，酌量发给相当的草鞋费。三、苦工队服务时间，以原判决来定，行军时每天可发草鞋费大洋五分，驻军不发，可分得伙食尾子，其他费用一概不发。四、长期运输队员和苦工队，由各县苏负责组织好，由兵站转送军委分配到各军随军工作，后方及兵站医院，均不得留用此种长期运输员、担架员。五、为了迅速搬运前方胜利品和物件起见，各军区、各政府，以后除临时动员群众外，应调各地赤卫军来担任这一工作，不仅减少临时动员的困难，迅速将一切胜利品运回不受损失，而且是领导赤卫军实际去参加战争工作。六、省苏、县苏应经常督促和指导各地对于此种工作之进行。至于集中时间、地点和人数多少，须照总政治部的通知来执行。”①

这一命令维护了支前群众的利益，调动了他们的支前热情。

在准备反击国民党第四次“围剿”的斗争中，1932年11月12日临时中央政府人民委员会下达第34号命令：大规模的革命战争正在顺利地进展着！医院与兵站工作的整理与健全，对于革命战争有极密切的联系，人民委员会特决定：

“一、每个医院所在地的少先队，男队员应担任招护兵的工作，女队员应担任医院洗衣的工作，各医院附近的少队部应准备随时调遣队员至医院工作。二、凡距离医院较远之各地少队部，亦应准备随时调遣队员

① 《红色中华》1932年9月20日，第1版。

至各处医院担任招护与洗衣的工作。三、各处医院所需之火夫，须由当地赤卫军负责供给。四、各兵站之运输与警卫，概由兵站沿线之赤卫军负完全责任，轮流输送。五、凡担任医院与兵站工作之赤卫军少先队由各该上级机关酌量减少免除其他各种勤务。①”

从而形成了全民参战的局面。

1933 年春，为加强战地工作的统一领导，苏维埃中央政府和中革军委组织了联合战地工作委员会，负责战时各项保证工作的实施，确定按兵站线配置兵站医院和组建预备医院。在战时，按兵站线的部署配置兵站医院。兵站医院一般有三至四个所。院部和一、二所配置在大站上，中站和主干线上的小站则配置一个所，每所有所长、政治指导员、医长（医务主任）各一人，医生二、三人不等，看护十几人。运输力由战委会统一调配，输伤工具主要由民工担架承担。但由于兵站线随战局变化经常移动，故将兵站医院划归总兵站指挥部领导。同时，还组建了预备医院，负责接收兵站医院转下来的伤员，并留治轻伤员。预备医院由战委会直接调遣，所需运输工具亦由战委会分配。后方医院的工作由总医院安排，受后方办事处领导。在前后方医院之间，开设康复所（连），集中各院治愈的伤病员，施以疗养和军事训练，既便于组织归队，又能腾出医院床位接受新的任务。

1933 年 9 月，中革军委颁发的《师以上卫生勤务纲要》，明确规定了师以上卫生机构的工作范围和战时展开的工作方法，以及在战时设立总兵站部的规定。总兵站部的负责人由中央军委任命，其副职由总卫生部医院管理局局长担任。② 这时，中央军委总卫生部已有前方与后方两套卫生工作系统。前方的卫生工作系统，以方面军卫生部为领导，包括各军团卫生部及其医院（战时改作野战医院使用），师卫生部及其野战分院（所）、团卫生队以及在战时部署于作战区域内的其他医疗、转运等组织机构；后方的卫生工作系统，

① 《红色中华》1932 年 11 月 14 日，第 1 版。

② 中国人民解放军历史资料丛书《后勤工作文献（1）》，解放军出版社，1997 年版，第 163～169 页。

包括兵站医院、预备医院、后方医院、军区医院以及在兵站区域和后方区域展开的其他转运、收容、治疗组织机构。作战区域的卫生工作组织，大都属于各战斗部队建制，跟随部队行动，有较大的机动性。兵站区域的各类型卫生工作组织，是属于总卫生部派出的机构，与作战区的机构比，有相对的稳定性，在兵站运转线上完成前接后送伤病员的任务。后方区域的各类型医院，一般来说有稳定的环境，不受或很少受战区变化的影响，能充分展开收容治疗工作，完成伤病员的后期治疗。

2. 第四次反“围剿”中的战地救护

1933年2月，蒋介石以40万优势兵力向中央根据地发动了第四次“围剿”，虽然反“围剿”取得了胜利，但战地医疗救护因对战争的认识和估计不足，曾出现失误，后总结经验教训，充分准备，完成了第四次反“围剿”的救护任务。

（1）黄狮渡、浒湾战斗中战地救护的失误及经验教训

第四次反“围剿”战斗打响后，黄狮渡战斗中，红一方面军总部规定的伤员后送路线是小竺→资溪桥→樟村→建宁和小竺→资溪桥→永兴桥→樟树→建宁。红三军团卫生部在建宁开设了野战医院，红一军团卫生部在资溪开设了临时兵站医院，使前方伤员经永兴桥后转到建宁后方医院。浒湾战斗中，红一军团卫生部分别在琅琚和唐家铺设立了伤员收容所。红三军团卫生部在金溪设立了伤员转运站，在马家街开设了野战医院。由红五军团和红一军团的部分人员，在南堡开设了野战总医院，负责收容左右两翼的伤病员。伤员的后送路线是：从琅琚、唐家铺收容所，到马家街、南堡野战医院，再后送到龚家山兵站医院，经过桐埠、资溪桥，沿后方运输线最后送到建宁后方医院。

但是，由于前线距后方过远，部队又是在白区作战，民工不易动员，战前在建宁动员的担架队未能及时赶到，加上连日来风雪大作，部队发生冻伤很多，故出现了转运伤病员的困难。因此，浒湾战斗结束后，大批伤病员仍滞留在金溪不能后转。① 为解决伤病员的后送问题，方面军利用部队在金溪一

---

① 中国人民解放军历史资料丛书《后勤工作文献（1）》，解放军出版社，1997年版，第207页。

带集结的机会，动员新兵运送伤员。到1月25日，伤员仍未运完，故于27日又发动战斗员运送伤员，经过两昼夜紧张抢运，才把金溪以南的七百多名伤病员运到资溪桥地区，尔后再由民工担架队，转送到建宁后方医院。

黄狮渡、浒湾战斗的准备是不充分的。由于各级卫生部与司令部的联系不够密切，未能及时了解战役意图和作战部署，因此在战役进行中各级野战医院不能紧随部队行动，及时展开；战斗打响后，师绷带所前距火线、后距野战医院均较远，约有三四十里（约20千米）路程，师、团卫生人员既要照应火线救护，又要组织伤员后送，力所不及；许多连队缺少急救包，指战员负伤后得不到妥善包扎，有的失血过多，有的发生感染；医疗救护工作准备得不够，后方的民工担架队没有及时赶上来。以上各点，都直接影响了这次战役伤员后送工作的顺利进行，是组织实施野战卫生工作的一次失败，有深刻的教训值得吸取。

总结黄狮渡、浒湾战斗的卫勤经验，根据周恩来同志的指示，总司令部于1933年1月19日发布通令，规定了四项内容：

①在最近几次战斗中，发现各军团司令部与野战医院关系不密切，以致对负伤战士的收容处置及医院行动，发生许多困难，使负伤同志多受痛苦。因此，以后各军团司令部须与野战医院密切联系，即在每次作战前后的布置，必使同级卫生部能了解战略的大概情形，若有临时变动，亦必即时通知。为达到此任务，各军团卫生部所属野战医院，须建立单独工作能力，以便卫生部能随司令部行动取得密切联系，即或不能，各级卫生部在战斗中须派一联络员随带传达员四名，随司令部行动以便接受命令，并传达到野战医院去。

②在作战中师卫生处距野战医院常有三四十里（约20千米）之遥，如师卫生处的担架队须将伤兵直接抬到野战医院，则对前线的救护工作必然不能完全照应得到。因此各军团卫生部必须在前线与野战医院之间，设立伤兵转运站，以接受师卫生处送来的伤兵，并以军团卫生部的担架队转运至野战医院。

③在前线的战士，负伤后各连因无卫生包的设备，不能即时将伤口裹好，致流血甚多与发生传染，增加治疗的困难与负伤战士的痛苦。因此各连卫生员随时须带卫生包二十个，碘酒一瓶，吗啡散或阿片末少许，以作裹伤救护之用。各师卫生处应即依照所属各战斗连数目制就卫生包、碘酒与吗啡散、阿片散发给连卫生员，并指示其应用的方法。

④在作战时师的卫生处须在火线之适当地点设绷带所，迅将负伤战士抬到所中上药，免使久晒风寒之痛。[①]

在1933年2月27日发起的黄陂战役中，就是按照总部的这一通令精神进行的，即红三军团卫生部在肖田开设了野战医院，在白竹以东开设了伤员转运站，负责收容转运左翼的伤员；作为右翼的红五军团卫生部，在东陂开设了野战医院。伤员的后送路线，由肖田到东陂，再经洛口、平田到宁都后方医院。这次战役的火线抢救、收容后送，都做到了有组织、有计划地实施，没有发生前次战役中的混乱现象。战后总结工作时，认为以下几点做得都比较好：火线上的伤员都能得到及时包扎，撤下火线快；师绷带所能派出医生、看护去支援主攻团的战场救护工作；军团卫生部同时开展了伤员转运站和野战医院，做到了快收、快转，前后配合协调；红五军团未参战的卫生人员和部分战斗员都主动参加了担架队，不辞辛苦地抬运伤员。

（2）黄陂、草台冈战斗的胜利

敌西路军被红军左翼军歼灭后，又从东路组织两个师配合敌中路军再次进犯，企图报复。1933年3月21日，红军在宜黄以南的东陂、草台冈、徐庄一线，展开了大规模的围歼战，取得了更大的胜利。战役中，我左翼军在各师绷带所的后面设立了伤员转运站，红一军团卫生部在长罗镇展开了野战医院、红三军团把配属的兵站医院开设在徐庞、明水。伤员后送路线是从益元到长罗镇，经徐庞、明水和中村，再送小布后方医院。战斗结束后，各军团发动战斗员抬运伤员，很快撤离战区转送到后方。

① 中国人民解放军历史资料丛书《后勤工作文献（1）》，解放军出版社，1997年版，第208页。

黄陂、草台冈两战役中卫生工作做得之所以比较好，总部名义下发的“卫生工作通令”起了很大作用。在战役进行过程中，各军团与各师司令部，同卫生部与野战医院之间，都保持了密切联系，能及时了解战役中的部署和发展态势，因而能够做到紧密配合，不贻误时机地展开工作。同时，各军团均设立了伤员转运站，减轻了师绷带所的负担，火线抢救力量也因此得到了前伸的支援和加强。连队有了卫生员，卫生救护器材也有了增加，伤员都得到及时包扎，因而提高了火线救护的质量，为以后的继续治疗创造了有利条件。

三、医疗卫生事业管理规范化、制度化

在党和苏维埃中央政府的领导下，中央苏区卫生系统进行全面的建章立制规范管理拉开帷幕。

1. 建立卫生机构编制，加强人员管理

1933年6月15日，中央革命军事委员会代主席项英下达颁布《工农红军暂行编制表》的命令，周恩来首先作出说明编制的要义，阐述了中国工农红军实行统一编制的主要精神是：

> “一、健全首长有权能的指挥机关，各部门严明确定其相互关系和各部门权责，特别要求政治部与司令部密切的协同动作。二、确定军队主要兵种——步兵的三三制，再将现有的有力火器及其他技术兵种附与兵团，使兵团容易运用，并能独立作战。三、加强下层的战斗组织，收紧上层的指挥组织，特别要消除叠床架屋浪费干部的‘浮肿’现象，从而使军队整体具有相称的官能。四、这一编制不单是要战斗消耗上保障经常的满额，而是要依作为将来兵力和兵器发展时组成的基础。”①

据1933年6月中革军委颁发的编制表，各部队卫生机构的编制如下：

① 高恩显：《新中国预防医学历史资料选编（一）》，人民军医出版社，1986年版，第86页。

（1）方面军卫生部

编部长、政治委员、医务主任、医生各1人，司药2人，看护班长1人，看护员9人，管理科长1人，管理员2人，担架排长1人，担架班长3人，担架员36人，运输班长1人，运输员15人，还有通讯班、炊事班、护卫排、理发员、饲养员等，共计145人。这个编制在实际中并没有完全实现。红一方面军卫生部成立于1933年5月，1933年12月就撤销了。

（2）军团卫生部

编部长、政委、医生各1人，司药2人，看护班长1人，看护员8人，管理科长1人，管理科员1人，文书1人，通讯员3人，事务员、司号员、理发员、护卫班长各1人、战斗员11人，运输班长1人，运输员12人，炊事班长1人，炊事员9人，担架排长1人，担架班长2人，担架员24人，饲养员4人，勤务员5人，合计94人。1934年，编制情况又有些变动，一是规定军团卫生部长兼军团医院院长，也是军团医院的医生；二是军团卫生部减少了看护人员、运输员、担架员（担架运输另编），增编了政工人员5人（总支、俱乐部主任、技术书记、青年干事、特派员），使卫生部成行政领导机构，三是卫生部机关兼军团医院院部。军团医院下设所。红一、三军团医院各设四个所，红五、八、九军团医院各设三个所。

（3）师卫生部

设部长、政委、医务主任，医生各1人，司药2人，看护长1人，看护员8人，管理科长1人，管理科员2人、文书1人，通讯员4人，司号员、理发员、事务员各1人，护卫排长1人，正副班长各3人，战斗员30人，运输班长1人，运输员26人，炊事班长1人，炊事员9人，饲养员4人，勤务员6人，共计110人。

1934师卫生部编制变化的特点是规定师卫生部兼师野战医院，增编了看护员（37人），减少了运输人员。

师卫生部直属卫生队（战时展开为野战医院，根据情况有时直属军团卫生部指挥），编队长、政委各1人，医生2人，司药2人，看护班长1人，看护员15人，招护员20人，管理排长1人，文书1人，通讯员3人，司号员1

人，事务员4人，理发员1人，炊事班长2人，炊事员20人，运输班长1人，运输员8人，饲养员2人，勤务员4人，共计90人。

师卫生部直属担架队：编队长、政治指导各1人，排长6人，班长18人、队员216人（担架72副，分6个排，每排3个班，共18个班，每班12人，四副担架），管理员2人，司号员1人，事务员3人，炊事班长1人，炊事员20人，勤务员12人，共计272人。

（4）团卫生队

编队长、政治指导各1人，医生2人，管理员、司药、看护班长各1人，看护员10人，招护员4人，管理排长1人，文书、司号员、事务员、理发员各1人，通讯员2人，炊事班长1人，炊事员11人，饲养员2人，勤务员3人，运输班长1人，运输员7人，担架队员72人，排长2人，班长6人，共计134人。1934年增编卫生长1人，负责管理卫生防病工作。①

1933年12月6日中革军委还下达了关于改组卫生机关事项的命令，补发了《红军医院编制表》。根据任务性质，把医院分编成野战医院、兵站医院、预备医院、后方医院四种类型。后方医院的编制如下：由院长、政委、医生、司药及政工、行政、事务人员共47人组成院部，下设休养所（3~4个），有所长、政指、医生、司药、看护等共60人。② 其他类型医院的编制人数都比后方医院多，因为担架队员的人数也列在医院编制之内。当时属总卫生部领导的有总医院、第一至第十后方医院、残废教养院和直属休养所。属省军区卫生部领导的，有福建军区总医院和三个分院；江西军区和粤赣军区的各两个医院；湘赣军区的总医院和四个分院。还有属中央人民政府内务部领导的中央红色医院。这样，按任务性质把医院划分为不同类型，使前后方的卫生组织既有分工，又有配合，形成了一个比较完整的卫生工作体系。

红军中医务人员十分缺乏，应该充分发挥他们的专业特长，为此，红军总司令朱德和总政治委员周恩来在1933年12月7日下达《禁止卫生人员改

① 高恩显：《新中国预防医学历史资料选编（一）》，人民军医出版社，1986年版，第86~99页。

② 中国人民解放军历史资料丛书《后勤工作文献（1）》，解放军出版社，1997年版，第281~282页。

职的训令》：

> 为了郑重工作责任，必须统一行政系统。根据卫生部报告，最近三、五军团（十三师、四、五师）均有把卫生员调去任指导员或改变其职务，甚至四师负责同志竟决定医助做医生。事前既不征求卫生机关同意，事后连通知都没有一个。这样不独使卫生机关的工作发生许多困难，并且混乱了各部门的行政系统，这显然是不尊重编制所令之自由主义表现。因此，除责成三、五军团首长详查并设法将已调之卫生员补足外，特此训令各级首长，以后再不许有这种事情发生。万一有调卫生部门或其他专门工作同志担任其他工作的必要时，事前必须求得该部门的主管负责人的同意，以便利其工作之进行。①

2. 建立各种表册，制定卫生法规

1930年以来，红军卫生工作的各项规章制度已陆续建立，特别是总卫生部成立后，又重新修订和增订了有关卫生法规、工作纲要、条例、规则、制度等。中央局在1931年11月召开的第一次代表大会通过的决议案中就明确要求："巩固红军后方组织，就是保证红军后方战线与前方战线的胜利，关于军械军医及一切军需用品，均应精确的统一的而又深远的调查和计划。"② 因此，1932年年初，总军医处报请中革军委下发训令如下："本会检阅过去及现在各级军医工作，还没有建立起直接的独立系统来，上下级的情形都未能充分了解，在计划和指挥一切工作的时候，感到十分的困难和不便；这些都是游击主义所发生的恶果。以后各部处都须有科学的分工，上下级须经常的发生密切的关系。本会军医处所规定各种表册行将陆续发下，各级军医处必须按照表册所规定各项详为填造，其他不属于表册范围之军事卫生事项，亦须经常有报告送来。兹发下军医、看护、药物调查表的基本表册三种，尤须于

① 中国人民解放军历史资料丛书《后勤工作文献（1）》，解放军出版社，1997年版，第283页。
② 《中央革命根据地史料选编（中）》，江西人民出版社，1982年版，第586页。

文到后，十日内填造完毕，呈报本会军医处查核，是为至要。这一训令的执行，使红军上下级情况互相了解便利于计划和指挥。”

1932年春，以中革军委的名义重申了行之有效的各种规章制度，统一了各种卫生报表，使之具有法令性的权威。据现存的资料看，统一的报表有：军医调查表、卫生干部调查表、看护调查表、疾病分类统计表、留医伤病统计表、负伤部位月报表、战役伤病分类统计表、处方笺、诊断书、诊断登记簿、病历表、死亡诊断书、死亡调查表、体格检查表、战时缴获药品器材报告表、药品器材出纳预决算表、药品器材请领单、药品器材逐日消耗表、药品器材出纳簿、领发药品器材收据、残废证、住院证22种。

1933年1月15日，在战斗连队配置卫生员的同时，总卫生部又报请中革军委颁发了《卫生员工作大纲》（又名《连一级卫生勤务》），对连里卫生员的隶属关系、连队卫生防疫工作的重要性、卫生员的工作职责和工作方法等，都做了明确规定。特别是对个人卫生、驻军卫生、行军卫生、战场救护等，规定得更加详细具体。《卫生员工作大纲》的产生，是红军基层卫生工作建设的一项重大成果，是连一级实施卫生工作的依据。① 7月10日，公布了战士（包括入伍新兵）体格检查标准和入院休养费的发放办法。② 9月19日，公布了评定残废等级标准及抚恤条例中具体规定。10月27日公布了《暂定传染病预防条例》。③ 这些法规、条例、制度的公布实施和统计报表的划一，对统一卫生医疗思想、提高医疗质量和卫生工作水平，确立科学的工作态度和工作程序，确保部队成员体质的健康，都起到了积极的促进作用。

3. 加强医院管理

1930年以后，医院工作有了很大的发展。到长征前，中央苏区已有10个

① 高恩显：《新中国预防医学历史资料选编》（一），人民军医出版社，1986年版，第136页。

② 中国人民解放军历史资料丛书《后勤工作文献（1）》，解放军出版社，1997年版，第221~224页。

③ 中国人民解放军历史资料丛书《后勤工作文献（1）》，解放军出版社，1997年版，第276~277页。

后方医院、10个预备医院、6个兵站医院、2个残废医院、1个疗养院。红军总医院，各军区医院（湘赣军区黄岗医院、福建军区四都医院、粤赣军区会昌医院、江西军区洛口医院、闽浙赣军区戈阳医院）和各后方医院不但设备较前充实、技术质量也都有较大提高。1933年年初，傅连暲主持的福音医院，从汀洲搬到瑞金洋江下，成为中央红色医院。

（1）医院管理有待加强

在苏区医院建立和发展过程中，医院管理存在许多的混乱和不足，以闽西医院为例。

闽西根据地，随着业务的发展，闽西医院增加了中医部，“闽西医院业已迁至上杭苧园，因该地狭小，我们为了给养上及管理上的便利起见，决定留受伤及患花柳要用西药的于小和坑，将病的需用中药的移至大洋坝，设闽西医院中医部，嗣后各级政府各队伍对于伤病兵要送往，就是将伤兵直接送至小和坑闽西医院，病兵直接送至大洋坝闽西医院中医部。”①

中共闽粤赣省委给上级的报告中汇报了闽西医院情况：“后方医院即过去的原有的闽西医院，因为经济上和人才上的关系建设极不完备，医药更甚缺乏，医生也不充分和健全，并且因为过去社会民主党在院中捣乱，饮食卫生都不好，以致有些伤病兵经年或数月不愈者。同时又因为医院的政治工作做得极不充分，的确过去一般留院的士兵多有对医院表示不满的地方。

前次中央派往中央区的人才中有医生二三人，因为路线不通的关系，并且当时因医院完全无医生（几个医官是社党），暂把他们留在此地工作。最近医院内容已有了相当的改变，尤其在医院破获社党以后，将社党之阴谋告诉了一般病兵，更使院中的士兵群众对社党有所认识，并提高了他们对目前医院负责人的信仰。

在药物方面，最近已陆续从白色区域购来各种西药约3000元，中药也集（亟）行购置。根据目前医院所需要的物质数量，总可接济一短期的应用。

① 中央档案馆、福建省档案馆：《福建革命历史文件汇集（1931—1933）》，1985年内部刊印，第17页。

为要给予伤病兵以物质上精神上的补助和安慰，除经常发动群众送物慰劳及互济会慰劳外，最近由各机关组织慰劳大会，乃提出五百元发给伤病兵多少（一些）零用钱并买物慰劳，及机关都有派人到医院和士兵开会谈话等，并由医院负责同志进行文化、教育、娱乐等工作。”①

这一报告让我们略窥红军医院的情形，党和政府在想尽一切办法改善住院条件，提高医疗质量，给伤病员以尽可能的补助和安慰，并且加强日常管理，以保证医院的正常运行。

（2）加强医院管理的措施

首先，入出院制度规范化。早在1931年8月28日，闽西苏维埃政府发布90号通知，针对有些乡政府、区政府及互济会等机关随便介绍只有一点轻病的来医院的现象，强调了伤病员入院批准权限问题。现在医院人数已达700人以上，……机关，随便介绍来医院，同时，又不检查确实有病的介绍来，药品用费浩大，在军阀团匪进攻中，经济感觉困难。故“为伤病兵同志在医院休养当中，得到相当的精神上、物质上的安慰和招待周全起见，很多有一点轻病的也来医院，这是万分不好的。在这斗争激烈的当中，反我们对于吸收入院的，不得不更加严格。现在规定介绍入院的规则，十二军军部，因工作上的关系，团部介绍的也收，营连不收；各县苏军委会、赤卫军，才准收人（因杭汀连医院合并，否则不收）；各区乡政府、革命互济会，以及没有路条的一概不收（以上说的是病兵，伤兵以外）。”②

每次反“围剿”期间，大批伤病员涌到后方医院来，治疗、管理都感到困难。为此，总卫生部提出了在加强前方分类后送的同时，还要有前方卫生机关发给的入院凭证（有的是伤票，有的是介绍信）。1933年3月17日军委颁发《对于病员入院手续的通令》，要求部队对送后方医院的病员，必须经本部队卫生机关检查，把一个月内能治好的轻病员留在前方不后转，需后送的

① 中国人民解放军历史资料丛书《后勤工作文献（1）》，解放军出版社，1997年版，第69页。

② 中央档案馆、福建省档案馆：《福建革命历史文件汇集（1931—1933）》，1985年内部刊印，第171~172页。

发给休养证或介绍信才能入院，从此有了统一的入院手续。[①] 这样不仅减轻了后送的压力，也有利于后方医院的收容管理。1933 年 10 月 26 日，中央军委通令再次强调出、入院介绍信制度。[②] 对出院的管理，同样是医院管理的一个重要内容。1933 年 6 月 20 日，红一方面军总司令部颁发了关于严格出院检查的训令，"伤病员痊愈出院时，医院首长要负责督促医生严密检验，不再有一个伤病未愈的到前方去。同时要提高工作速度，使伤病早日恢复健康，增加前方的战斗力，求得出院数量与质量的实际增加，决不允许过去重复的错误。"[③] 总卫生部贯彻训令精神，组织了康复性质的休养所（连），把要出院的伤病员按部队建制编成营、连、排、班，过一段半军事生活，待适应后再送到前方。这样，既便于管理，又不占医院的床位，还可进行必要的治疗，以保证伤病员的出院质量。

为做好医院的管理工作，提高医疗工作质量，1933 年 9 月底召开了后方医院行政工作会议，交流管理工作经验，取长补短，进一步健全医院的工作制度。在会议期间，先后去第一、二、三、五后方医院，第二预备医院，残废院参观，检查了诊疗、消毒与伤病员伙食管理等制度的执行情况。一般都做到了每天诊视轻伤病员一次，重伤病员数次。清洁卫生与消毒工作都符合要求。每天给伤病员读报一次，每十天进行一次时事测验，每周上一次卫生课和举办一次卫生晚会。[④] 这次参观检查表明，医院管理工作有了很大改进。

1934 年反"围剿"作战更加激烈，针对有些部队送伤病员入院转院及发休养费，因手续不统一而发生流弊的情况，中革军委特别发出通令，要求按照总卫生部拟定的住院手续办理。

> 一、伤病［员］入院时须各该主管机关填发证，本证即作为入院介绍证。二、野战阵地之伤病员，由各该野战卫生机关发给，如有遗漏或

---

① 总后卫生部卫勤研究所《第二次国内革命战争战争时期卫生工作大事摘记》1962 年，第 68～69 页。

② 中国人民解放军历史资料丛书《后勤工作文献（1）》，解放军出版社，1997 年版，第 274 页。

③ 中国人民解放军历史资料丛书《后勤工作文献（1）》，解放军出版社，1997 年版，第 221 页。

④ 含辉：《医院参观团的片断记述》，《红星报》第 10 期第 4 版。

环境紧急无法发清时，兵站医院必须负责补齐。三、本证即作为转院证，转院时应将该患者在院的表现简单填入，并于一项填转院日期及转往地方与医院名称，并须签名盖章。四、各该院收到随时即填就到达本院日期。五、如有遗失或中途入院时，各该院负责查明补发之，并将遗失的住院证明书通知各医院作废。六、发给入院费或负伤费后，即须于证内填明，未发者不填，各院即凭未填者补发。七、治愈出院时，即将本证收回，并给本出院介绍书。八、各卫生机关仿照总卫生部所定入院证的格式印刷发给。九、本证存根须由各卫生机关送总卫生部保存。①

这一通令的下发，统一了全军的住院手续。

其次，医药器械采购与管理规范化。对于药械采购在新占领的城市中，医药器材以及一切卫生材料或多或少的有之，过去各部队均无组织的购买，不仅使奸商得垄断的机会，而且会增加药品不敷的困难，为此中革军委特别强调了集中购买。早在1932年1月28日，中革军委就发布训令："各军发现购药路线与药品时，应先将药品数量、价值以及采办方法呈报本会，由本会军医处统办。"② 1934年又再次强调："以后各部队占领城市购买药品时，由该战斗中的最高指挥机关的卫生机关集中购买，其他部队只能帮助其调查并报告，不得争相购买；购买后须全部送总卫生部，如需要留用时。须报告总卫生部批准；药款由该卫生机关代付，转总供给部与总卫生部清算。"③

在总军医处成立之前，各部队都是分散买药，药商故意抬高药价五六倍甚至十倍，公款开支大，很不经济。有时药商还以假充真，买回来的药材不能使用。各部队因采购关系和渠道不同，在药材方面往往出现苦乐不均现象，有的积压，有的则缺药或无药使用。有鉴于此，中革军委颁发的训令中规定：由总军医处统一办理药品的采购和分配工作，禁止各军自行购买药品。训令中的具体内容是：

① 中国人民解放军历史资料丛书《后勤工作文献（1）》，解放军出版社，1997年版，第312页。
② 中国人民解放军历史资料丛书《后勤工作文献（1）》，解放军出版社，1997年版，第110页。
③ 中国人民解放军历史资料丛书《后勤工作文献（1）》，解放军出版社，1997年版，第307页。

（1）部队如发现购药线索或药品时，及时报告总军医处派人或委托部队派人采购；（2）如部队驻地距总军医处过远而又急需药品时，可先买后报告，但每次不得超过一千元；（3）各部队缴获的药品要如数清点造册上报，按总军医处的指示进行分配。①

由于药品的来源困难，红军视药品为“宝贝”。

红军自井冈山开始创建的各革命根据地，都是处在分散而又孤立的偏僻山区或农村，交通不便，经济落后，就地很少或没有可资利用的医药资源与条件，从外面得到的援助也很少，以致红军所需的医药物资经常处于极端的匮乏状态。在红军自办药厂之前，医药的来源，一是就地采集中草药，二是派人冒着生命危险到白区去采购，三是白区地下党通过关系送些来，四是攻占一城一地之后就地收买，五是在战场上的缴获。由于敌人对根据地的包围封锁步步加紧，在上述五种渠道中，到后来只剩下就地采集和取之于敌两条渠道。而这两条渠道也存在着很多问题，因为未经加工炮制的中草药，其使用范围和疗效是有限的。战场上的缴获也不是固定可靠的。自总军医处成立后，鉴于中央苏区红色政权已经建立，有了稳固的后方，也有了药工技术人员，具备了自己生产、制造药品的主客观条件。由贺诚处长报请毛主席和中革军委同意，创办了中国工农红军医药卫生器材厂。② 红军卫生材料厂 1932 年 10 月先在瑞金的北琵琶垄后迁朱仿镇建立，厂长由药材局局长唐一贞兼任。开始时，人员很少，设备简陋，只能配制一些简单的合剂，用大黄、樟脑、薄荷、酒精等配制急救水。由于领导重视，人员不断增加，又自己动手制造了一些土设备，生产能力很快有了提高，丸散膏丹和酒精，敷料等都能制造，便定名为卫生材料厂，建立了厂房和车间。制药车间，利用当地出产的中草药，按西药剂型制成丸散膏丹。敷料车间，制造纱布、脱脂棉、急救包等。酒精车间，利用蒸馏烧酒的办法制造酒精。水剂车间，制造急救水、

① 中国人民解放军历史资料丛书《后勤工作文献（1）》，解放军出版社，1997 年版，第 110 页。

② 贺诚：《忆毛主席对红军卫生工作的关怀》，高恩显：《新中国预防医学历史资料选编（一）》，人民军医出版社，1986 年版，第 255 页。

龙胆酊、碘酒等。器材车间，能制造手术刀、镊子、钳子等。在中央苏区，这个卫生材料厂的规模和生产能力都是首屈一指的，对解决药材困难起了很大作用。同时，还培养了一批制药人才，为红军制药事业的发展奠定了基础。红军开始长征时，这个药厂的大部分人员和全部设备都留在了江西，后为进犯苏区的敌人所破坏，人员被杀害，负责人唐一贞也壮烈牺牲。[①]

1932 年 12 月，福建军区卫生部在长汀四都北的渔溪村也创办了一个卫生材料厂，由王权恒任厂长，下设采药组、制药组、包装组、总务组和文书、会计等，共有工作人员 40 余人。制药技术人员是由总卫生部派去的。采药组负责原材料的购买和自行上山采集中草药。制药组负责加工制造。由于敌人的封锁，原材料不易得到，主要以当地出产的中草药为原料，用以制造清凉油、仁丹、八卦丹、济众水、健胃丸、骨炭末、大黄粉、消毒棉等。1934 年冬因敌人逼进四都，该厂停产，工作人员合并到四都医院随军行动。

再次，医药费用管理制度化。除正规红军外，党和政府注意到了地方红军的看病服药问题，特由中革军委下达《关于地方武装部队医药问题有关规定的命令》。

过去地方武装的伤病员，没有规定在一定卫生机关诊治，医药费也没有明确规定由何处开支，以致某些独立营的伤病员无处诊治（如西江），某些独立营（如兴国）的医药费无从报销。兹规定：

> （一）各作战分区所辖地方部队（指脱离生产的）的伤病员，概由分区医务所医治，军区直属县地方部队的伤病员，则归军区医务所或补充团卫生队医治，如该卫生机关超过收容量或开走，则由军区介绍到附近卫生机关医治，其待遇与红军同。（二）各军区、分区卫生机关及各医院，凡遇未脱离生产的地方部队及地方党政机关因参加作战而致伤病之人员，均应就近收容医治，其医药及伙食费概由留医之卫生机关或医院开支。至其他负伤费、补充衣被、出院费以及对残废死亡的抚恤等，则

① 陆定一：《关于唐义贞烈士的回忆》，《风展红旗》1982 年第 2 辑，福建人民出版社。

卫生机关及医院及红军抚委均不负责，应由军区、军分区、地方政府负责解决。（三）红军部队的伤病员，如有送到军区、军分区卫生机关时，应一律收容，其待遇与红军同，因此而超过的预算，可到军区、军分区供给部报销。（四）以前地方部队无法报销之医药费，由各县军事部负责审查证明，到各分区供给部报销。[①]

4. 强化医院政治工作

重视政治思想工作是中国共产党的传统，也是红军部队的基本特点。红军卫生部门根据军队政治工作的基本原则，结合卫生工作的特点和规律，逐步确定了卫生部门政治工作的任务、内容和方法。红军总卫生部成立后，设立了直属医院政治部，直属总卫生部部长、政委领导，同时又接受总政治部领导。

根据古田会议确定的红军建军原则，医院政治部把反对单纯技术观点，一切为了伤病员，技术与革命同情心相结合，发扬革命的人道主义精神，作为医院政治工作的原则和重点。当时提出了“用全力救治伤病兵，争取伤病兵早日归队”的口号，作为医院的根本任务。在这以前，各医院都设有政治机关或政工人员，做工作人员和伤病员的政治思想工作，对保证收治任务的完成，发挥了组织与领导作用。但由于缺乏对各医院政治工作的统一领导：政治工作的职责范围不明确，工作方法不同，工作重点摆放的也不一致。有的医院受“左”倾思想的影响，在医院里搞“肃反”扩大化，在医务人员中清查所谓的“AB”团成员，造成的影响很坏，使医院工作受到不同程度的损失。

1933 年 8 月，中央军委颁布了《红军医院政治工作条例》，明确了医院政治工作的性质、地位，隶属关系、机构设置、人员任免权限等，规定医院政治工作的基本任务是指导和组织党政工作，“采取政治上一切措施，保障伤病人员伤病的迅速痊愈和提高伤病人员的政治情绪[②]”。根据这一条例的精神，

① 中国人民解放军历史资料丛书《后勤工作文献（1）》，解放军出版社，1997 年版，第 388 页。

② 中国人民解放军历史资料丛书《后勤工作文献（1）》，解放军出版社，1997 年版，第 255 页。

总卫生部提出了医院政治工作的任务，必须首先以改善医院工作条件、完成收治任务为中心。脱离了这个中心去搞清查与检举“AB”团嫌疑分子是错误的。总卫生部对医院政治工作任务的明确，是带方针性的一项重大原则，使医院政治工作有了遵循和依据。在工作内容与方法上也做了明确规定；鼓励医务人员提高医疗技术，教育医务人员认真负责，表扬努力工作、有贡献、有发明创造的医务人员，改善医院条件；对伤病员，则根据不同的伤情、病情，采取不同的教育方式，如谈话、读报、慰问、组织文娱活动、召开出院欢送会等，使伤病员始终保持饱满的革命热情，主动服从与配合治疗，愉快地出院归队。为了做好医院的政治工作，必须依靠医院的党团员，发挥党团支部的战斗堡垒作用和党团员的模范带头作用。所有这些，都体现了党对医院工作的政治领导。由于以治疗为中心任务的医院政治工作的加强，各医院普遍开展了突击治疗，经一致努力，把当时各医院收治的3269名伤病员治愈出院，补充了部队的战斗力。

1934年6月20日《红星》报第49期第一版刊登一篇揭露医院红五月突击治疗中单纯追求数量的文章《向医院敲警钟》。

顷接七军团报告，红五月由医院归队的战士中，有36名并未痊愈，以致归队不上10天，伤口反攻（复），又送回医院。九军团也有同样事实的报告。

红五月各医院“愈”员归队的数目，虽已达到原定的计划，但是有些没有好的也令其归队，不仅表现这些医院同志的不负责任。敷衍凑数的锦标主义，而且对革命是罪恶！

我们要求总卫生部医院政治部及医院政治机关对于这种现象加以追究，并保证以后不致再有这种现象的发生。只有从医务技术上的提高，在保证“愈”员完全健康的归队的基础上，来完成我们的出院数目，才能算是真正的达到了自己的任务。

这篇文章引起总政治部的高度重视。7月10日总政治部下发《关于医院政治工作的训令》要求予以纠正。

检查医院最近一时期的工作，虽在红五月争取伤病员出院与节省运动的突击中，达到和超过原定的计划，得到部分的成绩；但整个政治工作还是极端的薄弱，特别表现在不负责任的现象与反革命的活动上面。因此本部特别有下列的指示：

第一，必须在医院中耐心的解释目前战争的形势与医院的任务，大度的提高每个工作人员的积极性与责任心，使他们都能自觉的努力地为完成整个医院的以及个人的责任而斗争。过去在医院部门中，不负责任的现象表现得非常严重，最标本（典型）的如一预备医院院长谭云波、政委姜忠信拒绝接收前线送来的伤员，五后方医院院长丘连生、政委刘文祺把没有痊愈的伤病员送到前方去；以及部分的医生对诊断与手术的马虎，看护对上药消毒的潦草敷衍，甚至伤病兵叫不动医生、看护，不该残废的也弄成残废。这些对工作的不负责任态度，已造成一些不可容忍的罪恶，实际上是帮助反革命的行为。因此，医院政治机关必须抓住这些标本（典型）的例子，开展反对消极怠工不负责任的斗争，在斗争中未（来）发动每个工作人员的积极性与责任心，建立严格的负责制度与劳动纪律；实行经常的工作汇报与工作检查，并在医院中健全“轻骑队”的组织，建立工农检查员，不断的揭发一切不负责任的现象，来彻底的改善医院的全部工作。对于不负责任的消极怠工的坏分子，应给以行政上和法律上的处分，必要时须组织群众的公审。只有坚决的打击这些坏的分子，才能更加发扬工作人员的积极性与责任心，但必须坚决地反对不分错误的轻重、实质与内容的简单的采取一视同人的处分撤职的办法，必须立即纠正的。

第二，必须在医院中加紧检举工作与肃反斗争，这是与健全医院工作不可分离的任务。由于医院政治工作的薄弱，给了反革命在医院活动以便利的条件。现在反革命分子是采取各种各样的方法，在医院中进行反革命的活动：在四都医院，反革命公开放火；在八预备医院暗藏的反革命分子，故意强买群众东西，破坏医院与群众的关系；在七预备医院混入法西斯蒂分子，组织少数坏蛋公开反对政治委员的领导；在附属医院附近，发现反革命的标语；有的医院，发现法西斯蒂分子伪装红军与俘虏兵混入活动；在个别医院，发现反革命AB团、新共产党的组织。但是这些严重的事实，并没有引起医院政治机关的最大警觉，正因为这样使反革命分子能在医院中活动，而没有受到严重打击；这种对反革命的宽恕容忍态度，是对革命不可饶恕的罪恶。目前必须发动医院群众进行肃反斗争，应在群众中揭穿一切反革命的欺骗破坏，用严厉的手段对付反革命的分子。我们要有最高的革命阶级警觉性，机警的注意一切坏的现象，在各种坏现象的背后，常常可以发觉反革命的破坏活动，过去许多的事实已经充分的证明了。同时，应经常注意进行检举工作，把隐藏在医院中的阶级异己分子与坏的分子洗刷出去；对于休养人员中少数来历不明的，逃避战争，专门在医院鬼混的以及未当过红军的俘虏分子，亦须调查清楚，分别洗刷与送走；对于有反革命嫌疑的分子，应交保卫局处理。在检举与肃反斗争中，政治机关必须加强对特派员工作的政治领导与帮助，必须以改善医院工作和完成医院的当前任务为中心，如果脱离了医院当前的任务，而单独进行检举与肃反工作，那便是政治上的错误。

第三，继续争取伤病兵迅速恢复健康地出院，每月要做到60%的轻伤病兵和15%的重伤病员出院，要减低死亡与残废人数到最低限度，并须保证痊愈的伤病员有最高的政治情绪，回到前方去；必须坚决地纠正只是追求出院人数的达到，而不管是否完全恢复健康出院的错误。在红五月争取伤病员出院的突击出（中），已经发现了把没有痊愈的伤病员送到前方，结果不到几天伤口又反复，又回到医院，这简直不仅是错误，而且是犯罪行为。目前必须加紧从政治上提高医务技术，加强对医务人员的政治领导，教育和鼓励他们积极负责的进行工作，奖励积极努力和在医务上有大的贡献和新的发明的医生；对于疑难病症实行会诊，这样来大大的改善医术与治疗方法，才能使伤病员迅速恢复健康的出院。在伤病兵中政治机关更需要加强政治工作，根据轻重伤病员不同的环境，采取不同的教育鼓励方式，主要的应用慰问、谈话、讲笑话、读报和室内娱乐的方式；俱乐部和列宁室应在这方面起极大的作用，并创造新的工作方式与经验，特别是政治工作人员应经常的与伤病员接近、慰问他们，接受他们对于医院工作的正确意见，解决他们所提出的困难与要求，尽量从医术上与政治上减少他们在伤病中的痛苦与愁闷，才能保证他们不仅健康的出院，而且有最高的政治情绪回到前方去。在“愈”员出院时，应实行身体检查，不送一个没有痊愈的伤病员回到前方去；如有大批伤病员出院时，应发动本院与地方群众举行热烈的欢送，并须建立归队人员中党的临时支部，指定政治护送员，加强沿途的政治护送工作，使归队人员100%地回到部队，彻底消灭逃跑现象。

至于节省经济的运动，必须在不妨害伤病员最低限度的恢复健康的基础上进行；要完全肃清一切强迫命令的现象，特别是应当把节省经济的主要方向，放到节省不必要的开支与反对贪污浪费上去，才能更加巩固与发扬群众节省的热情。

第四，必须把医院政治工作的基础，建筑到群众中去，依靠党的支部领导与党团员的模范作用，才能达到医院政治工作的彻底转变，完成军委给予医院的工作任务。医院政治机关必须加强对党的支部的领导，支部委员会的委员应当从固定在医院工作的党员中选出，小组应以房间为单位划分，纠正过去支委组织的流动现象，要把工作员与伤病员中的党团员都组织在支部之内，不让一个党团员站在支部的外面；支部应加强对于党团员的教育工作，特别应经常的讨论医院中各种实际问题，经过支部来领导群众完成医院的任务。在党内的生活中，特别要反对惩办主义与思想斗争的平均主义的倾向，这是妨害医院党的生活健全发展的最凶恶的敌人，必须立即克服。①

红军医院的政治工作是及时有效的，从而保证了医疗工作的正常进行。

① 高恩显：《新中国预防医学历史资料选编（一）》，人民军医出版社，1986年版，第193～196页。

5. 制定抚恤制度

在战争年代，伤病兵是非常重要的社会问题，组建优抚委员会，制定评残等级，颁布体检标准，是一项重要的工作。

(1) 组建优抚委员会

中华苏维埃共和国临时中央政府成立后，1931 年 11 月就制定、颁发了《中国工农红军优待条例》共十八条，对红军战士的死残抚恤及其家属子女的生活、生产等各方面，都做了优待照顾的规定，以及《红色战士伤亡抚恤条例》，着重对牺牲和致残红军士兵的优待抚恤办法，做了更加具体的规定。中央军委根据两个文件精神，制定了对红军烈士、残废和伤病战士优抚的若干具体规定，颁发了《红军抚恤条例》，并在 1932 年 1 月 27 日成立中央军委抚恤委员会，由贺诚任主任，委员有陈志方、杨立三、李景文、滕代远，要求师以上单位均成立抚恤委员会。由于当时已有残废人员 350 多人，会议确定建立红色战士残废院。①

党和苏维埃中央政府尽一切可能办好残废教养院。1932 年 2 月 19 日《红星报》第 9 期上刊登的一篇文章《红军残废院成立经过和现状》可以让我们了解红军残废院的一般状况：

> 红军残废院于 1932 年 1 月 3 日成立，地址在胜利县。初成立的时候，内部设置均不完备，继经当地群众热烈的拥护，自动的送禾草、铺板等用具，在 30 天之内，各军医院、红军医院及各分医院的残废同志大部集中来了，人数有 480 余名。兹将全院一切情形纪录如下：
>
> ①地址：在胜利县的一个山上，是过去封建时代的空门道院。前临河，后依山，青松绿草天然雅致。
>
> ②建立列宁室，陈设革命书籍，《红星》报，和残废同志拟发的画报、墙报、宣言标语等，俱乐部罗列娱乐器具，留声机、棹琴、化装衣

① 《红色中华》1932 年 1 月 27 日，第 7 版。

服，编辑股编拟的宣传鼓动等新剧，寝室内都是高床，三军打开上堡土围之后，赠送了大批棉衣、棉被、面盆、痰盂，室内焕然一新。

③合作社由工作人员和残废同志自动集金，有专员在汀、瑞购办一切需要货物，不出院址即可买到物美价廉的如意用品。

④一般的现状和工作：士兵会、互济会都踊跃争先的参加，每逢开会的时候，虽只腿盲目的同志，均来到会，对于识字运动政治课，更努力的学习，还能组织宣传队，往农村中做宣传，现与当地群众的联系非常密切。

⑤群众的拥护：自成立日起到现在，各乡村的男女老幼不断地送东西来慰劳，并经常担米的挑柴运送来院售卖，虽阴雨风雪的天气，绝无缺乏给养的困难。

我们想前在白军里有几多流连无归，讨饭挨日，成百成千的可怜的人，没有一个不是受军阀的欺骗和压迫，在前线上带花的战士，那一般饮血吞肉的官长，置之不理，他们（残废的）要想得一安全休养的地方，就比上天还难，只有在苏维埃政权之下，在工农红军的战士因为受伤残废的英勇同志，一定受到国家的抚恤，工农群众的拥护与爱护。现在革命形势很快的向前发展，必然把反动势力除根绝株的消灭。同志们！努力前进，消灭万恶的军阀，推翻帝国主义国民党的统治。[①]

1932年9月20日中革军委调整了抚恤委员会机构，确定成立中国工农红军抚恤委员会总会，军团和军区设分会。总会由张云逸、钱壮飞、徐梦秋、叶季壮、贺诚为委员，叶季壮任主任。[②] 各军区、军团抚委会分会，由政治机关的领导人任主任，卫生机关的领导人任副主任，以期便于推动抚恤工作的实施。

---

① 中国人民解放军历史资料丛书《后勤工作文献（1）》，解放军出版社，1997年版，第129～130页。

② 《红色中华》1932年9月27日，第7版。

（2）制定评残等级

《红军抚恤条例》中规定了评残标准和抚恤办法。评残标准是，有下列情形之一者，可评为全残废：双目失明者，神经的主要部位受伤不能任事者，一腿残废者，两手残废者，内脏一部分损坏甚剧而其他部不能代偿者，口腔、食道损伤难于饮食者。有下列情形之一者，可评为半残废：一目失明者，两耳失听者，声带损坏不能发声者，神经部分损坏致感觉行动不灵活者，下腿因伤行动不便者，一手残废者，内脏损坏尚能代偿者，口腔、食道损坏尚能维持其作用者，生殖器损坏生殖机能减退者。抚恤办法是：凡因伤因病残废的红军战士，不论是全残废或半残废，均送到红军残废教养院休养，其生活费用较红军高一半；因残废愿回家者，每年发给抚恤金，直到恢复健康或死亡为止。伤残者抚恤金每年发给 30 元至 50 元，病残者每年发给 24 元至 40 元。医院中的伤病员，生活费也比红军高一半。轻伤病员离开军队休养治疗时，每月发给 10 元补助费，直至病愈归队为止。中央军委抚恤总会还制定了伤病员休养证、残废证和死亡证书等，由医疗机关填写呈报，经总会批准，发给本人或家属，作为享受家乡的代耕权，优先参加地方工厂工作和残废院学习，免费乘公家车、船，免除一切纳税，住公房不纳租金，免费医疗，子弟免费受教育等各种抚恤待遇的凭证。①

抚恤工作的加强与改善，是古田会议关于《优待伤兵问题决议》案的进一步发展，对鼓舞广大群众和全体指战员拥军、参军、作战的热情，坚定革命斗志，夺取战争胜利，都起到了积极促进作用。

（3）颁布体检标准

由于红军的迅猛扩大，部队成员的体质参差不齐，有的老弱病残者也涌到红军里来。为了确保红军兵员的体质健康，1933 年 7 月 10 日，中华苏维埃政府和中革军委联合发布了《关于在红军中进行体格检查》的训令，同时也规定了入伍新战士体格检查标准，要求每年 1 月与 7 月，对现役红军各进行一次身体检查；对新战士入伍则随时进行检查。凡患有梅毒、淋病、肺结核、

① 高恩显：《新中国预防医学历史资料选编（一）》，人民军医出版社，1986 年版，第 30 ~ 34 页。

咳血或吐血者，已成残废者，慢性顽固性疾病患者，两耳聋、夜盲、三期沙眼患者，均不准吸收入伍；已入伍者，动员退役或介绍到地方工作。年老（45岁以上）、年幼（16岁以下），体重不满60斤者，不能吸收入伍；已入伍者，不能做战斗员，应调换工作。带菌者和皮肤病患者，不能做炊事员。[①] 这一体格检查标准的规定与实施，为改善红军成员的体质提供了保证。

四、中央苏区的卫生防疫

中央苏区也和其他根据地一样，一般是建立在政治经济不发达、文化落后，卫生设备缺乏，生活十分艰苦的农村地区，加以国民党军队的连年围剿作战造成了大规模的人群移动和环境污染，很容易发生疫病流行。为此，苏维埃政府十分重视工农群众和红军部队的卫生防病工作，在十分困难的条件下，尽一切可能做得好一些。工农红军在井冈山根据地时期就规定了洗澡、洗脚、理发、挖厕所等一些卫生防病的基本制度。中华苏维埃共和国临时中央政府成立后，逐步建立和完善了从上到下的卫生组织体系，主动开展了卫生防疫工作。

1. 红军的卫生防疫

红军自创建以来，一直处在连续行军、作战的紧张军事活动中，加上部队自身生活的艰苦和新老地区卫生环境的恶劣，致使疾病减员的威胁未能遏制。1932年9月总军医处改称总卫生部时，对现有伤员的治疗已取得了明显的效果，大部分治愈出院归队，但病员的发病率却仍然很高。据五军团八月以来的统计，患病人数为1457人，占该军团减员总数的42.5%；在广昌、头坡、建宁医院收容的伤病员中，病员都多于伤员；湘赣军区给中央军委的报告中，说烂脚和下腿溃疡等患者，几占减员总数的1/2，严重地削弱了部队的战斗力。面对这一严重情况，在中央军委的关怀下，于9月间在小布召开了

---

① 中国人民解放军历史资料丛书《后勤工作文献（1）》，解放军出版社，1997年版，第223～224页。

有各军团、军区、师卫生机关负责人参加的红一方面军第三次卫生会议，总卫生部提出了“预防第一”的口号，着重研究了防病问题。经过讨论，到会人员一致认为把“预防第一”的口号作为红军卫生工作的指导方针是正确的，必要的，必须在工作中认真贯彻执行。在统一认识的基础上，通过了总卫生部提出的加强防病措施的《决议案》（红一方面军第三次卫生会议通过的《关于卫生工作的决议案》，共有四章：第一章普通卫生，第二章防病方法，第三章卫生宣传，第四章附则，共九十四条，是红军开展部队卫生防病工作的重要文件和依据）。在这个决议案中，规定了卫生、防疫和卫生宣传的内容和方法。

在个人卫生方面，规定了饮食、洗澡、理发、剪指甲、洗漱、换衣、睡眠、早操八条；公共卫生，有不随地吐痰、不随地大小便、住房卫生、厨房卫生、厕所卫生、环境卫生、污水管理七条；行军卫生有行军、宿营的注意事项十五条；医院卫生有病房卫生、污物处理、病人衣物消毒、传染病人粪便消毒、尸体掩埋等九条。

在防疫方面，强调不论部队或居民，如发生了传染病应迅速报告卫生机关，立即隔离消毒，严格疫情报告制度；不准部队在发生传染病的地区宿营或驻军；每年进行一次牛痘、霍乱的预防接种注射；对饮水、厨房、厕所、病房等场所，经常用药物消毒；保护水源；不准带菌者做炊事员工作等。

在卫生宣传和卫生管理方面，规定每一个伙食单位成立一个卫生委员会，负责卫生管理，监督各项卫生要求的实施和落实；每周由卫生人员讲一次卫生课，普及卫生知识，提高讲卫生的自觉性；利用黑板报、墙报、演出节目等进行卫生宣传，表扬好人好事，鼓励先进，每周做一次卫生小检查，每月一次大检查，进行评比，开展竞赛，推动卫生工作不断深入。[①] 总卫生部还编辑出版了《健康报》《红色卫生》《卫生讲话》三种报刊，以加强卫生宣传的影响和效果，交流经验，进行业务、技术性指导。《健康报》是以卫生行政、技术交流、医院工作为内容的、指导性很强的不定期报纸，1931 年创刊，八

① 高恩显：《新中国预防医学历史资料选编（一）》，人民军医出版社，1986 年版，第 54 ~ 60 页。

开油印。《红色卫生》是专业技术性的杂志，主要对象是医务人员，以后由军医学校负责编辑出版。《卫生讲话》是通俗性的卫生常识读物，以广大指战员为对象，发到连队作为上卫生课的教材。针对疟疾、痢疾、疥疮、下腿溃疡四种多发病，军医学校还编写了《四种病》一书，印发给卫生人员学习。《四种病》一书的内容，着重防治办法，如每天晚上要用热水洗烫脚，睡前做倒脚活动（把下肢垫高），有助于下腿溃疡的防治；禁止饮用生水和不洁的塘水，以预防痢疾；用常山、柴胡等中药，防治疟疾等。此外，还在其他报刊上宣传卫生知识，强调讲卫生预防疾病的重要意义，推动卫生运动的开展。例如，红军总政治部主办的《红星》报和中央政府机关报《红色中华》报纸上，经常辟有卫生专栏，刊载有关卫生工作的文章或社论，由总卫生部负责组稿。

为引起全体指战员对卫生防病工作的重视，总卫生部报中革军委 1932 年 10 月 10 日颁发了“开展卫生运动”的训令，要求各级指挥员、政工人员和卫生人员，“要鼓起摧毁敌人的精神和勇气，消灭痢疾、疟疾和下腿溃疡等时症”。第三次卫生工作会议后，又有了军委的这一训令，红一方面军的各伙食单位普遍地建立了由 3 ~5 人组成的卫生委员会或卫生小组，在各级军政首长的领导下，大力开展了卫生运动，消灭了卫生死角，做到了不吃生冷不洁食物（包括有刺激性的辣椒在内），不赤脚，不随地便溺，经常洗澡、洗衣、理发、熏蚊和大扫除。对患痢疾、疟疾等传染病人及时隔离或送医院。

为加强营连基层部队卫生工作，总卫生部报请军委批准，决定每个伙食单位设一名卫生员。为此，中革军委于 1932 年 12 月 23 日发布训令：“过去红军中的卫生运动，虽曾有几次的训令，仍没有提起全体指挥员、战斗员充分的注意，病兵的现象一直到现在不能减轻，这不仅是要削弱红军与敌人目前作战的力量，而且在巩固红军和扩大红军上要受到巨大的影响，特别在目前红军战斗的使命——粉碎敌人对中央苏区的大举进攻的工作中，将要受到很大的妨碍。为了使红军中的卫生运动能够广泛的、深入的动员，除每个伙食单位皆有卫生委员会的组织而外，还要有一负专责的卫生员。”现军委总卫生部开办卫生员训练班，学生先由每一战斗连选送一个，各基层战斗连队的卫生员经过两星期的集中培训，强化了认识，提高技能，大大提高了连队的卫生防疫水平。第二期训练班培训了军团、军、师、团部及各直属队政治部等单位的卫生员。

1932 年年底到 1933 年年初总卫生部开办了卫生员训练班。结束后，中革军委 1933 年 1 月 15 日下达命令，规定这次受训练的卫生员回到连队后，“专负连上卫生责任”。同时下发了总卫生部制定的《卫生员工作大纲》，规定了卫生员的隶属关系、职责、战时工作范围和工作方法。这是我军在连设卫生员的开始，为开展军队基层卫生工作奠定了坚实基础。《卫生员工作大纲》经试行后，于 1933 年 9 月 18 日改为《连一级卫生勤务》正式颁发执行。

1933 年 10 月 27 日，中革军委发布了《暂定传染病预防条例》，规定霍乱、痢疾、天花、肠伤寒、流行性脑脊髓膜炎、猩红热、鼠疫、斑疹伤寒、白喉为传染病，并规定了报告、隔离与消毒措施。在普遍开展卫生运动、预防传染病发生的同时，针对红军中多发病的情况，提出预防疟疾、痢疾、疥疮、下腿溃疡四种病作为防病工作的重点。

对于卫生防病工作，卫生机关经常督促检查，具体帮助指导。1933 年 9 月，总卫生部拟定的《卫生工作巡视大纲》，规定了巡视员下部队了解卫生状况的内容：卫生委员会建立了没有；卫生员在群众中起了什么作用，其威信怎样；群众对卫生运动的看法和情绪怎样，能否注意卫生；生病的人有多少，为什么生病；各项卫生措施落实的程度如何，有什么成绩；部队中最不卫生的有哪几点；医院中患者与病房卫生状况怎样；对传染病患者的隔离、消毒、治疗如何；医务人员中卫生状况怎样，有多少人害病等。[①] 总卫生部保健局的巡视员，经常下部队按照《卫生工作巡视大纲》进行巡回视察，以推动和指导卫生防疫工作。由于卫生运动采取了上下相结合，卫生人员与广大指战员相结合的方式进行，所以既有动力，又有基础，很快就收到了较为明显的效果，使部队的卫生面貌焕然一新，减少了发病人数，增进了健康水平。

红军中的卫生运动，冠南在自己的文章中作了报道。

---

① 高恩显：《新中国预防医学历史资料选编（一）》，人民军医出版社，1986 年版，第 145 ~ 146 页。

巩固和保障红军战斗力，卫生工作是占着一个很重要的地位，拿我们去年这时的卫生工作的进行同现在来比较，显然大不同，如伤病员的减少，与不吃辣椒等，青年战士在卫生运动中发扬了他的积极性：

（一）竹茶洞筒：由模范的五团青年发明用竹茶洞筒背开水，减少在行军吃冷水的现象，（且有烧茶队的组织）现在竹茶洞筒差不多在（正）面战线上红色部队都有了。在战斗被俘虏过来的白军战士们，亦敬佩我们这样的东西——茶洞筒，7月间，五团的青年发起做打蚊子的扫子（布的），后来在全师每个青年有一个扫子打蚊子，这里我们可看见青年战士的创造性。

（二）个人卫生：每个青年同志，经常的洗衣服、被毯、洗澡，剪指甲，不卫生的东西不乱吃，绝大多数青年没有留长头发；在青年晚会上，举行卫生检查，一切不讲卫生的同志，必须受到大家的批评。

（三）公共卫生：在部队每到一地，三十米远以内的地方，打扫干净，扫除秽水、秽土，挖厕所，青年战士积极参加着，并告诉新来的战士讲卫生，每期的墙报上有卫生一栏，时常宣传地方工农群众做卫生工作打通水沟等。

（四）帮助病员：在红军中遇着有病员，则帮助他背枪、包袱等东西，帮助煮稀饭开水，病员在卫生队医治时，则发动十余个活泼青年，有组织地前往慰问。

我们要执行朱总司令周总政委“关于卫生工作训令”指示，来保障青年战斗力争取粉碎敌人五次“围剿”的胜利。[①]

红军部队不仅自己开展卫生运动，而且还帮助驻地群众开展卫生运动。红军每进驻一个城镇或乡村，总是抽出时间发动群众开展卫生运动。如红军进驻太宁城后，就动员部队在太宁城开展清洁运动周，张贴标语、组织机动卫生宣传队宣传清洁运动，带头搞好清洁卫生，发动青年、妇女、儿童都行

① 《青年实话》周刊第3卷第4号，1933年12月17日。

动起来，改变卫生面貌，因而给群众造成良好的政治影响，密切了军民关系。

2. 地方的卫生防疫

1932年年初，江西富田地区传染病流行。当时报道：江西在去年三次战争中，因战争剧烈死人也就很多，特别是蒋介石所派遣的30万白军士兵中，在军阀压迫之下，进攻红军，天气酷热，又要天天东跑西窜，生活又非常不好，卫生又全不讲究，以致病死的不知几多，闻这种死尸，军阀就把它埋葬在农民的房子里，（在富田地方）腐烂起来，是最易发生瘟疫的，闻最近富田一带传染病非常厉害，甚至一天死60人左右，受传染的人发寒热，抽筋，吐泻，不到一两天，厉害的不到几个钟点就可把生命送掉，这种可怖的传染瘟疫非常危险，临时中央政府已开会讨论设法防止。①

为迅速扑灭疫情，临时中央政府人民委员会于1932年1月12日举行第四次常委会，讨论了防疫问题，决定“举行全苏区防疫卫生运动”并“由军委会的军医处拟定办法和条例”。13日，中华苏维埃共和国政府的机关报《红色中华》发表了专题社论，社论中指出：“苏维埃防疫的卫生运动，是保障工农群众和红军的健康运动力，是为强固苏维埃革命力量去争取更大的发展和胜利的运动。”② 3月，中华苏维埃共和国人民委员会发布第二号训令《强固阶级战争的力量实行防疫的卫生活动》，要求各级政府按照临时中央政府颁发的《苏维埃区暂行防疫条例》领导工农群众热烈地举行防疫卫生运动。同时公布了《苏维埃区暂行防疫条例》：

第一条：凡曾经作战受过白军摧残后发生过下列各种传染病的地方，无论市场村落皆需举行防疫：霍乱（虎列拉）、赤痢、肠窒扶斯（伤寒）、天花、发疹窒扶斯（发红疹子的伤寒）、猩红热、白喉、鼠疫、流行性脑脊髓膜炎。

第二条：防疫范围以区为单位由区政府领导各乡群众团体执行，并

① 《红色中华》1932年1月13日，第4版。

② 《红色中华》1932年1月13日，第1版。

应将防疫经过经常向上级报告，上级亦应经常去巡视防疫工作。

第三条：防疫办法如下：①凡圩场及村落一切民众家屋及公共房屋，每半月举行大扫除一顿次，所有政府工作人员及群众皆应参加。②所有圩场及村落之街道、天井、铺店、住室、沟渠内的尘埃垃圾皆要扫除干净，门窗用具亦要洗刷。③储留污水的水道、水池、沟渠皆要开边，使污水流出水道沟渠，还须用石板或木板掩盖。④由扫除而来的尘土脏物，应集中于圩场或村落以外之地举行焚毁。⑤凡污秽之街道、天井、沟渠等处，于扫除干净之后，再用水洗涤，洗涤后撒布石灰，污秽之墙壁亦应用石灰粉刷。⑥所有家庭用具及衣服被褥等项要洗涤干净，在日光下暴晒。

第四条：已经发生传染病的处置方法：①发现了传染病就应向上级及时作报告，在报告应写明病状病名等项。②传染病人必须与家里人隔离另住一个地方。他用的衣服器具非经煮沸消毒不能用之。③该地方如果传染病十分厉害，一定要在周围五六里之间隔绝交通，离该地五六里之外，尚不能开大会及当街等事，总之不要多人集合一处，以免传染。④焚烧：凡传染病患者及因传染病而死之尸体其所用之被服、卧具、布片、便器与其他常用之器具，认为不堪应用的，以及病者之吐泻物拉泄等皆须以火焚烧之。⑤煮沸：凡传染病患者及尸体所用之衣服用具等还要留作应用之物品则行煮沸消毒一点钟。⑥药品。病人之吐泻物则用石灰粉或石灰水将其消毒。

第五条：因传染病而死者尸体的处置：①凡尸体皆须理葬很深，至少也得七尺，以前未埋葬至七尺深之尸体，皆要重埋一次，或周围加厚泥土与石灰。②埋葬尸体必须离开住的房子和饮水地方五六里路之外。③凡患传染病之尸体最好举行火葬（即用火烧尸体）。④死后尸体不准拥抱哭泣并须于最短期间埋葬之。

第六条：饮食物：①井水：井水附近不能建筑厕所，井口上面必须比地面高一尺。②河水：必须疏浚通畅，使河水经常流通，不准将污秽物品及死物抛在河中。③凡曾经传染病人用过的以及洗过衣服的水，皆不能饮用。④能食物皆须煮沸来吃。⑤凡腐败的食品及苍蝇飞集食品皆不能食。⑥刺激性如辣椒酒等必须少食。⑦凡传染病人剩下的食品，皆不可食，并不可与传染病人同食物品。

第七条：在春夏之交起，各政府即须领导群众作一捕蝇运动，并须作一竞赛，以捕蝇的多少定优劣，捕蝇多者则优，捕蝇少者则劣。此一运动做到冬季为止。政府还要发动群众养猫及填塞鼠洞等以绝灭鼠迹。

第八条：各级政府及各红军卫生机关要在群众中经常作广大的卫生宣传。①

这一条例还附带着——卫生运动指导员工作纲要：

（一）关于组织领导方面：①领导。区及城市苏维埃组织卫生运动委员会，由各种群众团体派人员参加组织之人数派自定。②凡城市圩镇须组织卫生运动组以十家至十五家联合组织，公推组长一人，管理并监督本街本组内的卫生事项。③指导卫生会议，分配卫生委员到各街市村镇的群众家里，宣传卫生的重要，发现病症瘟疫的危险，依照防疫条例解释，使普遍了解防疫方法。④分配各卫生组长及卫生委员到各村镇及街市上的偏僻小巷巡查并指导清净运动是否照防疫条例做到。⑤每星期或十日分别召集卫生委员集合开会，检阅本周或十日内所做的工作成绩及发现的各种病症与困难问题。⑥组织各乡村的捕蝇竞赛（最好是领导这些儿童团员及少先队员来做，分队进行），十天结算一次，每月总结一次，优者由当地乡政府酌量给奖。

（二）关于诊断施药方面：①中央政府内务部购买一部分药品，专为供给江西灾区之用，各派往江西灾区之指导员可以携带少许日常需要之药品（如碘酒……仁丹到灾区应用之类）。②非灾区之各县则由各省苏及各县苏卫生部负责购买临时应用的中西药品，交给各指导员下乡时使用。③各乡村各街市需用之石灰水捕蝇器具等则由乡政府领导群众集资购置。

① 高恩显：《新中国预防医学历史资料选编（一）》，人民军医出版社，1986年版，第44～47页。

④有些平常病症（如发痧、头痛等）各指导员可以就近施看。⑤如有重病或危险病症，病人家属无人诊治的可就近介绍到政府医院或红军医院去诊。⑥发现有奇怪病症，不懂医疗的，可将病状写明，函询就近之医院，不可随意施药，损害病人身体，同时对于病人之住室衣服饮食等须与家人隔开，照防疫条例第四条办理。

（三）关于工作检阅方面：①每一个月，将当地所发现的各种病症统计一次，上月和下个月相对照考察病症是否减少或增加。②把当地因病死亡的人每月来一次统计，并须把病症及老年幼年壮年分别记载下来。③将捕蝇的成绩，每月统计一次。④每到月终除由各县区及城市苏维埃卫生部检阅一次工作外，各卫生运动指导员应向中央内务部卫生科报告一次一个月的工作情形。[1]

各级苏维埃政府都尽可能执行中央政府的这一训令，领导群众进行防疫卫生运动。江西省1932年11月报告了辖区内的防疫卫生：

如公路卫生防疫工作，虽然建立了卫生委员会，从未进行工作。在县设立一个疗养所缺乏药材与人才，近来瘟疫发生而死亡者1167人。安远对于这一工作未闻谈及，如含沙区发生痢症死亡10余人。万太卫生防疫工作各地都普遍建立卫生委员会（工作未详），并设立药业合作社7个，内附设公共看病所5个，另设医院1个。寻邬未闻谈及这一工作，仅有1个休养所。永丰街市曾进行组织卫生委员会，工作未详，有药业合作社7个。宁都县城组织了卫生委员会，其他地方没有开始。数月中发生了痢症，被传染者有1300余人，固村闵原东山坝等区，因病而死者100余人。现在药业合作社10个，平民医院1个。兴国各区各小村组织卫生运动委员会，经常出发宣传个人卫生及公共卫生，在六七月间发生瘟疫死亡40余人。现有药业合作社10所……

① 转引自胡国挺：《共和国之根》，中共党史出版社，2009年版，第360~362页。

赣县卫生防疫工作不甚注意，时而发生瘟疫痢疾，如白路良口清溪三区死亡极多（数目未详）。①

1933年年初，中央苏区的传染病疫情来势汹汹，引起党和中央政府高度重视。

1933年1月31日人民委员会第三十一次常会做出决议“为保障工农群众的健康，议决责成内务部举行大规模的防疫运动”。为此《红色中华》2月13日发表社论《加紧防疫的卫生运动（昆）》：

> 党在很久以前，就提出必须进行广大的防疫运动，防止春疫和养活苏区内劳苦群众的疾病与死亡。
>
> 有的地方春疫已经开始了！我们必须认识：加紧注意卫生，防止疫病的传染，保护苏区内每一个工农劳苦群众的健康，在目前与敌人作生死决斗的紧急关头是十分重要的，这是增加和健强革命的力量！
>
> 我们首先必须在广大群众中，进行防疫卫生运动的宣传，将每一个群众都动员起来，积极地，自觉地参加这一运动。组织群众的卫生委员会，组织特殊的礼拜六或义务劳动日，进行清洁工作。如扫除房屋，清洗沟渠，焚烧垃圾，洁净身体等。
>
> 我们必须将这一运动，做成广泛的群众运动，不管小孩子，老年人都吸收来参加。同时必须造成对于公共卫生和个人卫生的社会督促，要使每一个工农群众都随时随地注意到卫生和清洁，注意到自己，同时督促别人，只有这样，才能使防疫卫生运动得以经常进行，才能使传染不会蔓延。
>
> 要使每个群众都能自己管理自己，应该告诉他必要的卫生常识，解释传染病的来源和预防方法。要他们不吃生水，不吃腐败的东西，不吃苍蝇接触过的食物。养成他们的卫生习惯，如饭前洗手，不与病人共用具等。

① 《中央革命根据地史料选编（下）》，江西人民出版社，1982年版，第237页。

要使每个群众都能注意到别人，注意到公共卫生。只有使广大群众都能注意到公共卫生，才能更有力地减少和防止瘟疫的传染。

特别是进行着战争的区域，因为战争的关系，许多尸体不能很好地掩埋，一到春天，则容易腐烂，更易发生瘟疫。我们必须动员广大群众，去进行刷除的运动，检查没有深埋的尸体，将战争中受伤或生病的同志，迅速的输送到适当的地点，这不仅可以防止当地的疾病，而且可以使英勇作战的红军，免除后方的顾虑，集中力量，以积极进攻的路线，去粉碎敌人对中央苏区的大举进攻！

在有伤病兵医院的地方，党、团、工会、苏维埃必须切实注意到医院内的一切卫生，发动群众去帮助他们扫除，鼓励群众以种种力量（如送稻草，送石灰、药品等）去帮助改善医院内的卫生。这里不只是医院内工作的同志来注意，而且一样应该造成群众的督促和社会的督促。

我们应该组织检查卫生和清洁的突击队，经常地去检查各机关、各部门以及群众家里的卫生和清洁，能够注意到个人和公共卫生的，应给以鼓励，相反的，则应给以严厉的批评，和督促他纠正。

壁报及一切小报，在这里应该起到积极领导的作用，经常将本区本机关的卫生状况加以批评和督促，在群众面前暴露那些不注意卫生，不爱清洁的事实。

宣传鼓动队，也应该利用活报、戏剧等来进行这一宣传。

最后必须重复说：加紧防疫卫生运动，实际上就是增加和健强革命的力量！①

为了领导卫生防疫运动深入进行，1933 年 3 月，内务人民委员部颁布《卫生运动纲要》，共有五部分：①国民党统治下的污秽和疾病；②苏维埃政权下的卫生运动；③卫生运动是广大群众的；④群众应该怎样讲卫生；⑤怎样做卫生运动。②

---

① 《红色中华》1933 年 2 月 13 日，第 2 版。

② 高恩显：《新中国预防医学历史资料选编（一）》，人民军医出版社，1986 年版，第 70～78 页。

在中央政府的领导下，各级苏维埃政府根据实际情况，因地制宜地发动群众开展了大规模的卫生防疫运动。福建省苏维埃主席团检阅内务部工作时，认为在帮助红军交通运输、救济难民群众、残废及受伤战士的安置和管理，群众卫生，建立民警厅的工作，没收和分配房屋（如汀州）等方面有一定成绩；同时也存在许多不足与错误，特别在支持红军、开展群众卫生防疫运动方面，要加强领导。

苏维埃主席团对内务部卫生局的工作做出布置。

我们目前为要保证革命群众的健康，解决工农疾病的切身痛苦，各级政府须加紧领导广大工农劳苦群众深刻去了解卫生是保护健康的唯一办法；同时亦是保护战斗员的健康，充实战斗力量，争取战争全部胜利的重要工作。因此，必须使他们更加积极的来做卫生运动，坚决与统治阶级遗留给我们的顽固、守旧、迷信、邋遢的思想和习惯作斗争。

卫生运动工作，过去多数工作人员是忽视的，不了解这一工作在战争中的重要。假使我们的工农与红军卫生不好发生疾病，那么在作战当中，就减少了我们的战斗力，因此卫生与战争的关系，是有伟大意义的。

各机关团体在各级内务部指导之下，组织卫生运动委员会，各部队（独立团、模范少队等）的卫生运动委员会（以团为单位组织委员会，以伙食为单位组织小组）。务于四月底要组织完毕，并根据中央内务部所制定卫生运动纲要去进行卫生事宜。最广泛的发动群众举行卫生运动竞赛，以提高他们讲究卫生的热情。

革命与反革命在决战中，使受伤病的红色战士有很好的调养，因此，对于医院的整理，必须以最大力量去进行。在医院所在地，必须经常发动群众去帮助医院清洁，替伤病战士洗衣服及烧水洗身等：同时要与互济会有联系地发动群众募捐去闽西各个医院慰劳。

减少工农的疾病，保护身体健康。因此各地公共看病所有（已）建立的要健全，无（未）建立的要马上成立起来。同时在春天时，要加紧防御天花麻痘流行急症等，发动群众种牛痘，特别是小孩。

省的临时医务所是为了前线战争需要而成立的，对于往来伤病战士责成内务部经常去督促医生很周密的去上药和精神安慰，使他们伤口很迅速的医好归队，充实前线的战斗力，以争取战争全部胜利。①

广大乡村的卫生运动积极有序，长冈乡塘背村制定的《卫生公约》，很有代表性：“一、为了保卫和巩固苏维埃政权，增强革命力量，坚决消灭疾病，开展卫生运动。二、每五天大扫除一次，由村卫生委员会督促检查，看哪家做得较好。三、做到厅堂，口（住）房矛（不）放灰粪，前后水沟去掉污泥，圩场打扫清洁。四、蚊帐、被褥经常洗晒，衣服要洗清洁。五、要扑灭苍蝇、蚊虫，发现死老鼠就要烧掉或埋掉。六、不吃瘟猪、死鸡等东西。七、要开窗，使房子通风透气。八、本公约大家都要切实执行。”②

长冈乡的卫生运动得到毛泽东同志的肯定，他在《长冈乡调查》一文中写道：

卫生运动：（一）办法。将居民编为卫生班，按住所接近，四五家、七八家、十一二家为一班，七八家一班的多，有班长。虽规定五天大扫除一次，实际七天一次的多，十天的也有。要督促，“不督促记不到，工夫又多”。（二）工作。（1）扫除：厅堂睡房，不要放厩粪房后水沟，去掉污泥，坪场，打扫光洁，公共的水沟坪场，则轮流打扫。（2）饮食：还只说到禁吃死东西。（3）衣服：要洗洁。以上各项不做的，发动儿童团去耻笑他，特别那些衣服不洁的。文明戏中也唱到了卫生运动。（三）成绩。四月起，头一次“蛮好”。随即懈下去，五、六两月没有做，乡苏维埃发现了，批评了卫生委员会主任，重新召集卫生委员会（乡卫生委员会外，还有各村的卫生委员会，乡、村均5人）开会，号召各村竞赛，“看哪村做得较好”。七月督促实行，四个月末大有成绩，比前清洁了一倍。（四）舆论。“红军共产党什么都想到了！”“政府工作人

---

① 高恩显：《新中国预防医学历史资料选编（一）》，人民军医出版社，1986年版，第78～81页。

② 高恩显：《新中国预防医学历史资料选编（一）》，人民军医出版社，1986年版，第78页。

员真正顾乐（爱惜的意思）我们！”但也有少数人说：“开窗户，没能病死要吹死！”还需要做深入的宣传。疾病是苏区中一大仇敌，因为它减弱我们的革命力量。如长冈乡一样，发动广大群众的卫生运动，减少疾病以至消灭疾病，是每个乡苏维埃的责任。[①]

1933年7月16日，内务人民委员部卫生管理局发布由内务人民委员部代部长梁柏台与卫生管理局局长贺诚〈兼〉联名签发的5个月卫生工作计划，要求在8月底以前，城市、区乡、街道、部队普遍成立卫生运动委员会或卫生小组，在各级政府和军队负责人的领导下，动员与开展群众性的卫生运动。[②] 由于各级领导的重视，这一运动从一开始就很有声势，通过夜校、小学、识字班、俱乐部、墙报等各种渠道和方式，讲解疾病发生的原因和讲究卫生的好处，以破除迷信；教给群众简易可行的卫生方法，如通风、熟食、除污、灭蝇、熏蚊、隔离病人等；规定卫生运动日，开始时每月一次，以后发展到每月2～3次。在老区如江西的兴国和福建的上杭等地，每隔7天或10天就有一个卫生运动日，进行全面清扫，订立卫生公约，开展户与户、村与村、街道与街道等的卫生竞赛，优胜者贴红旗、登报表扬，有时也发物质奖。卫生运动，在开始时需要做发动工作，带有一定的强制性。但是，当群众懂得了讲卫生的道理，见到了讲卫生的好处之后，便自觉自愿地行动起来，使根据地的卫生面貌和人民群众的精神面貌都为之焕然一新，在很大程度上削弱乃至消除了由于不讲卫生对人体的危害。

为了控制住根据地内传染病的发生、流行，1933年10月，临时中央政府转发了中革军委卫生部制定的《暂行传染病预防条例》，要求对发生瘟疫的地区实施封锁，尽量断绝外区与疫区的来往，加强各交通枢纽地区的检疫工作，在有条件的地区还设立了防疫站，聘请专业医师参加工作，对可疑对象和病人进行检疫与治疗。[③] 为培养防疫人才，红军不断派出医务人员为地方开办了

---

① 《毛泽东文集》第1卷，人民出版社，1991年版，第309页。

② 高恩显：《新中国预防医学历史资料选编（一）》，人民军医出版社，1986年版，第125页。

③ 高恩显：《新中国预防医学历史资料选编（一）》，人民军医出版社，1986年版，第149页。

卫生防疫人员训练班，并组织地方和军队的医疗力量到疫区去进行防治，给群众接种牛痘疫苗，预防天花。红军每进驻一个城镇或乡村，红军卫生人员总是为群众义务治病，还通过张贴标语，表演节目，宣传和带动群众大搞卫生防病活动，改善卫生条件，从而扩大了红军的政治影响，密切了军民关系。

卫生部门利用各种时机，推动卫生工作。1934 年 1 月 15 日，在召开第二次全苏代表大会时，中央内务部卫生管理局和军委卫生部专门编写了《卫生常识》赠给会议代表。在这本小册子中，针对苏区不卫生的实际情况，提出了 20 项讲卫生、防疾病的措施，“要求各代表同志按照书本所载在各地作一广大而深入群众之宣传，以便在最短时期使苏区建立初步卫生工作、减少病人，这是我们向二次全苏大会代表同志最低限度的要求。”① 从而使卫生防疫的理念传播到各个根据地去。

二苏大会召开以后，临时中央政府为着保障工农大众的生命安全，为着加强对目前防疫工作的指导，特由人民委员会通令中央一级机关各派代表一员。组织“中央防疫委员会”进行防疫工作。该委员会，于 3 月 10 日组织就绪，(设瑞金城原红大校部办公）以贺诚同志为主任，并分设宣传、设计、疗养、总务各科及隔离所等组织。②

中央防疫委员会成立后，便开展了以防疫为重点的卫生防疫周活动。从 3 月 16 日至 22 日，苏区各地军民普遍进行了卫生大清扫，疏通沟渠、灭蚊灭蝇、捕鼠毒鼠，深挖水井（禁吃塘水），修建土厕（远离水源），掩埋尸体。凡有传染病人的地方，都划为疫区，禁止在疫区内开会、演戏、进行集市贸易。发现传染病人立即报告，隔离病人，消毒病室病区，以防疫情蔓延。

同时 1934 年 2 月 22 日中革军委下发《关于严防春季时疫办法的训令》：

> 近据黄坭铺医院电告，发生鼠疫传染甚重。又据附属医院报告，发生痘疮 10 余人；发生脑膜炎 20 余人，死 8 人；发生肺炎病 30 余人，死 10 余人。各医院亦同样报告，不断发生痘疮、肺炎、脑膜炎等急性

---

① 高恩显：《新中国预防医学历史资料选编（一）》，人民军医出版社，1986 年版，第 172 页。

② 《红色中华》1934 年 3 月 22 日，第 4 版。

传染病，各部队中有发生一二日得病不及医治，即死亡的事件。根据各种报告证明，春季时疫——如脑膜炎、肺炎、痘疮——已在普遍流行中，特别是可怕的鼠疫病正在黄坭铺发生着，（是）值得我们十二万分的注意和警觉。现由总卫生部提出下列各项的具体防疫办法。本会认为十分必要。

1. 各部队首长立即派医务卫生人员，检查部队中及当地群众有无急性传染病。如果发现，立即指导隔离治疗方法；如果患病人众，应与当地政府及各社会团体商妥，建立临时传染病院，加紧隔离治疗工作。

2. 各部队首长立即召集军人大会，派出医务人员专门报告防止鼠疫、肺炎、脑膜炎、痘疮等传染病具体办法，并根据实地情形，进行本部实际防疫工作。

3. 各地驻军应组织防疫宣传队和突击［队］，在乡村城市各地区进行宣传与突击工作。

4. 由各地驻军与当地各级苏维埃政府会商，设立卫生训练班，训练时间为一星期，训练材料为防止春季时疫及公共卫生、个人卫生问题，动员广大的少先队员前往学习，以师、团之医生、卫生长、卫生员充当训练班教授，立即进行群众卫生教育。

5. 在传染病区，除军事上级必要交通外，断绝行人往来。由驻军派人举行健康检查，特别禁止有传染病人嫌疑者向非传染病区行动，直至传染病消灭后恢复日常交通。

6. 立即普种牛痘。

7. 已患鼠疫、脑膜炎、肺炎、痘疮患者，分别隔离治疗，医院应特别注意这一工作。

8. 患者之大小便、脓血、咳痰等物及垃圾污物，焚烧消毒。

9. 患者用具及衣被用具，必须煮沸及石灰水洗洁消毒，甚至烧毁。

10. 患者之房屋用石灰水及硫黄烟消毒，经封闭一时后始可住居。

11. 鼠疫患者之衣服、用具、污物、脓血及分泌物等，尽量举火焚烧。

12. 传染［病］患者死后，立即掩埋，挖土至七尺以下，加深埋葬；鼠疫患者之尸体，可能时举火焚烧埋葬。

13. 此外可参照《传染病预防条例》九大传染病办理。

以上各条防止春季时疫办法，望各级首长尤其政治机关与卫生机关立即计划进行，并将防疫经过及时疫流行情况随时报告本会。①

这一训令及时而有效。

五、医学教育和研究

红军部队日益发展扩大，敌人对红军的“围剿”连续不断，因而伤病员人数也比以前增多。部队医务人员的数量、水平，已远远不能满足形势发展和作战的需要。虽然从国民党军队中俘虏过来一些医生，经过教育后能够为红军服务，但人数非常有限；由于敌人封锁包围，也不可能到苏区以外去吸收医务人员。因此，自己培养医务人员是迫切需要和势在必行的事了。

1. 医学教育

总军医处成立后，就自行培养卫生干部之事向中央军委写了报告，很快获得批准，1931 年 11 月，经军委批准创办红军军医学校。由贺诚兼任校长，陈志方兼任教育长，彭真、唐一贞等任教员，于年底发出了招生通知，要求各单位挑选政治可靠、身体健康，具有适当文化程度的青年报考。1932 年年初，各单位送来报考的共 150 人，有卫生队长、支部书记、看护、勤务兵、战士等，年龄从 16 岁到 20 多岁，文化程度参差不齐。经过考试，只从中录取了正式生 19 名（内有 1 名女生），旁听生 6 名（女生 3 名）。2 月初，总军医处由瑞金迁至于都，军医学校设于都北门外的天主堂旧址。

1932 年 2 月，中国工农红军军医学校举行开学典礼。中革军委主席朱德、红军总参谋长叶剑英和总政治部主任王稼祥出席了开学典礼。朱德同志致贺

① 中国人民解放军历史资料丛书《后勤工作文献（1）》，解放军出版社，1997 年版，第 308～309 页。

词，他高兴地说："同志们，中央军委热烈祝贺红军军医学校正式开学，热烈欢迎各军团的同志们来这里学习。"并简略分析了国内革命形势，介绍了全国各革命根据地和各路红军的发展情况，接着说："医疗卫生战线是我们进行革命战争的一条重要战线。军政方面，我们有工农红军学校，我们还必须建立各种专业技术学校，要有军医学校，培养我们自己的红色军医。同志们是从各军团派来这里学习的，要十分珍惜这个机会。我们的红色军医应该具有坚定的政治立场，对人民，对伤病员要满怀阶级感情，要有艰苦奋斗，舍己救人的工作精神，同时还必须具备科学知识和精湛的医疗技术。这就是中央军委对同志们的要求和希望。"① 贺诚校长作了建校经过的报告，陈志方教育主任讲了学校教育计划。学生代表刘放也代表全体学员发了言。

红军军医学校创办伊始，就按照毛泽东同志的批示，把"培养政治坚定、技术优良的红色医生"作为办校方针。在这个方针指导下，红军军医学校坚持从战争需要出发，为战争服务；坚持从部队实际出发，理论结合实际；坚持工农阶级路线；坚持艰苦奋斗的传统作风。

红军军医学校在教学中为战争服务的思想十分明确，教员为此目的而教，学员为此目的而学。由于战争需要大量的医务干部，于是采取一年制短期速成的学制，只开生理学、解剖学和药物学等几门课程。教学设备几乎一无所有，仅有一具人体骨骼标本和几张生理解剖挂图，两台显微镜（因没有染色液还不能使用）。讲课内容少而精，简明适用。学生都是工农出身，思想坚定，阶级觉悟高，有吃苦耐劳的毅力，有艰苦好学的精神，克服了很多困难。没有课堂，就露天上课；没有教具，就用门板当黑板；没有粉笔，就用木炭或石块当粉笔；没有书桌就用双膝当书桌。红军军医学校就是在这样艰苦的条件下，一直坚持进行教学工作。

1932 年二三月份打赣州，红军军医学校在陈志方同志领导下随红三军团医院行动，一面担负转运伤员的任务，一面进行教学。以后又参加赣州、水口战斗。水口战斗结束后，学校返回于都，后又迁至兴国的茶岭，靠近红军

① 王冠良：《中国人民解放军医学教育史》，军事医学科学出版社，2001 年版，第 9～10 页。

总医院，由彭真接任校长，并由总医院水平较高的医生许建、李治、曾守蓉等人来兼课。讲授的内容也增多了，着重战伤的处置（特别是四肢战伤）和疟疾、痢疾、疥疮、下腿溃疡等多发病的防治知识。将总医院作为学员实习的场所，学习条件有了改善。为了克服没有教材的困难，都是由教员自编讲义，学员自己动手刻写、油印。由于教员认真负责，循循善诱，耐心辅导；学员们能刻苦学习，切磋琢磨，共同提高，教学效果还比较好。

《红色中华》曾载文报道军医学校开办宗旨和初创时期的一些情况：

“军委会军医处所设的军医学校在去年三月间（引者注：原文如此，与下文所引报道略有不同）开办，那时学生共有 20 多名，随军于都、南雄一带，帮助医务工作。后移至江西茶岭总医院附近，正式授课。在第三次方面军军医会议中，以及四次敌人大举进攻中，军医学校的当前任务，应积极创造无产阶级医务人才，以担负救护红色英勇伤病战士之使用，所以决定扩大军医学校，迄今共有甲级军医学生 20 名，乙级军医学生 39 名（引者注：甲、乙级军医学生即为军医一、二期学生，数目是 1933 年 1 月在校学生数，与 1932 年招生数和 1933 年毕业生数略有不同），甲班看护生 68 名，乙班看护生 89 名，招呼兵训练班 50 名。现该校对于各种动物试验、动物解剖、尸体解剖、细菌显微镜检查等，均已经开始建立，对于各种教授人员，亦由各处陆续聘来，其他各种讲义，亦已分别编印成册。”①

“中革军委总卫生部为着军医人员的缺少与革命战争的需要，曾于去年二月间开办了军医学校，第一期录取了 26 个学生，一年以来学生与教授都艰苦的进行学业，在这样物质困难的环境下，各种科目如尸体解剖、动物试验、病理标本、病理解剖、临床实习等都有实验，因此虽在短短的一年中，大部分的学生都能诊治疾病及施行离断术，历次考试，成绩斐然可观，现在他们就要在三月毕业了，不久即由总卫生部派到各级卫生机关工作，这是中华苏维埃最初一批自己造就的阶级医生，现在第二期学生正在上课，约年内可以

① 《红色中华》1933 年 1 月 14 日，第 7 版。

毕业。”①

1933年5月，中国工农红军军医学校改名为中国工农红军卫生学校。8月，卫生学校由茶岭迁到瑞金，这时彭真已调任方面军卫生部任部长，复由贺诚兼校长，由陈义厚（一九三四年红军长征时，陈义厚同志留在中央苏区任临时中央军区卫生部部长坚持斗争，光荣牺牲）任教务主任后接任校长，黄应农同志任政委直到1934年10月。卫生学校迁到瑞金后，傅连暲同志主持的红色医务学校与红军卫生学校合并，将中央红色医院作为附属医院。红军卫校制定了教学制度和教学计划，划分了基础、临床、实习的教学阶段，有了明确的教学进度和步骤，教学质量有了相应的提高。

红军卫校医科学制为一年，5个月基础，5个月临床，两个月实习。基础课有解剖、生理、病理、细菌、药物、诊断6门。临床课有内、外、眼、耳鼻喉、妇产、皮花等科，以内、外科为主。对教学时数分配也有了规定，如病理学为50至60学时，诊断学为120学时，内科学为180学时。每周教学36学时，每天上课6小时，复习2小时。讲义由教员自编，油印时学员参加刻印，后来改为石印或铅印。通过自己动手制造、各疗队蒐集提供和到白区购买等方式，各种标本、模型、挂图等教学设备，已较前大为充实，有显微镜7架、温箱1具、图书资料400多种，成立了图书室、模型室和实验室。临床方面，有外科手术室、理疗室，还有了X光室。

红军卫校的组织，在校首长下面设有教务处、政治处、总务处。教务处有教务主任，主管教学工作。政治处兼管附属医院的政治工作。总务处由总卫生部兼管。教务主任是王斌，教员有李治（教解剖、生理、细菌）、孙仪之（教内科、诊断、病理）、曾守蓉（教药物）、李延年（教外科）、俞翰西（教耳鼻喉及皮花科）、胡广仁等。临床科教员兼任附属医院医生。

学生的组织，按先后班次顺序编期，每期设期长，从学生中选出。期下分班，有班长和学习小组长。每门课又有课代表，负责与教员联系，反映在这门课学习中的问题和意见。到瑞金后，学生大批增加，同时还办有调剂班、

---

① 《红色中华》1933年2月22日，第4版。

卫生员班，编为两个学生大队，一大队是医科各期，200多人，二大队是调剂班、卫生员班，多时也有200多人。学校住朱坊的思柏翁祠和一部分民房，附属医院住洋江下一个两层的大房子里，朱坊和洋江下只隔一条小河，朱坊在河东，洋江下在河西。

附属医院有300张病床，在中央苏区来说是设备条件最好，技术水平较高的医院，能作比较复杂的手术，并有X光和化验设备。红军卫校还编辑《红色卫生》杂志，指导红军的医疗技术工作。

红军军医学校改名为红军卫生学校后，除原军医班外，调剂班和看护班予以培养。1933年4月第一期学员完成学习计划，19名正式学员全部毕业，成为红军自己培养出来的第一批红色军医。第二期学员近30人，其中28人于1933年8月毕业。这28名学员毕业后分配工作情况如下表：

分配情况

姓名	分配情况	姓名	分配情况
刘鹤年	分配到红校	杨玉明	分配到五军团
欧阳镜	分配到五军团	杨　欣	分配到五军团
林俊清	分配到五军团	包国清	分配到五军团
李　均	分配到五军团	黄英才	分配到少共师
胡得太	分配到少共师	钟生明	分配到少共师
黄则安	分配到少共师	王肇元	分配到中央警卫师
郭　环	分配到中央警卫师	陈炳生	分配到中央警卫师
陈志坤	分配到中央警卫师	徐彩云	分与到四后方医院
张　声	分配到一军团三师	吴树生	分配到一军团三师
涂通今	分配到一军团三师	彭道求	分配到四预备医院
郭享德	分配到四预备医院	徐穗仁	分配到卫生部
关洵濂	分配到疗养院	王福瑶	分配到三军团六师
尹明亮	分配到三军团六师	幸选洪	分配到三军团六师①
彭云生	分配到三国团六师		

① 《红军卫生学校第三期军医科毕业分配名单》，《红色卫生》第3期。

从1932年2月创办军医学校起，到1934年10月长征开始前，除六、七、八期军医班未毕业外，共培养出来军医班学员181名，调剂班学员75名，看护班学员300名，保健班学员123名，共670多名。这些学员毕业后，分配到部队、医院，补充了医疗卫生技术力量，其中很多人后来成为红军卫生工作的领导骨干。如第一期的刘震（后改名刘放）、游胜华等，第二期的涂通今、黄乎、王肇元等，第三期的钟有煌、牛步云等，第四期的侯友成、江前进（江一真）等。

为提高在职干部的业务水平，红军卫生学校1934年1月开办医科函授班。第一期招收80名学员，计划用一年的时间学完组织、解剖、妇科、眼耳鼻喉科、卫生学及卫生勤务等十四门课程。10月开始长征后中断。

红军卫生学校医科函授班招生简章

1. 宗旨：本校为普及医学卫生知识提高医学技术，特设医科函授班。

2. 资格：凡在职医生、司药、医助及其他有志医学，文化程度能看懂红色报纸，不论男女皆可报名学习。

3. 讲义费10元（无津贴者2元）

4. 报名日期及地点：11月20日起12月22日止。明年1月1日开学，瑞金本校。

5. 毕业时间限一年，考试及格者发给毕业凭书。

6. 学员80名。

7. 详细章程函索即寄。[①]

茶岭的总医院早就开办了看护学校。红三军团总医院开办的看护学校和医务训练班，已有两期学生毕业。赣西南红色总医院开办的看护学校人数最多，有学员100名。江西、福建军区还先后成立了医务学校，各招收学员二三十名，学习期限为半年，讲授内外科、急救、药物、护理、卫生

① 《红星报》第17期。

等课程。

由于领导普遍重视并抓紧对医务卫生人员的培养，因而不断有毕业学员补充到红军各级卫生机构中来，使红军卫生工作队伍不断扩大，技术水平不断提高，卫生人员严重不足的局面有了很大好转。

2. 卫生研究会

1933 年 9 月，中央内务部卫生管理局、中革军委总卫生部、红军卫生学校及附属医院，共同发起成立中华苏维埃共和国卫生研究会，并发表了《发起组织卫生研究会征求会员宣言》（以下简称《宣言》）。《宣言》指出："在猛烈的开展着的中国苏维埃运动的目前，阶级敌人为着挽救它垂死的统治，用尽了各种卑鄙无耻的毒计来危害我们的发展。所以中央内务部卫生管理局、中革军委会总卫生部、工农红军卫生学校及该校附属医院的同志，发起组织中华苏维埃共和国卫生研究会，准备广泛地征求全国卫生人员加入，大规模的作医药上卫生上的研究，提高每个卫生人员的研究热忱与为苏维埃服务的积极性，在粉碎旧的社会制度所给予的恶果，开展苏维埃政权下为着广大劳动大众的健康的医药卫生事业，保证红色战士的健康，根本的摧毁资产阶级的统治。欢迎每个红色卫生人员加入这会，以完成我们在苏维埃运动中的总任务。兹将本会简章列左（报名地点：①地方及军区向各军区卫生部；②方面军的各军师向方面卫生部；③医院及后方机关向总卫生部。于 10 月底由各该卫生机关将志愿书一并汇送中央内务部卫生管理局本会□□□介绍人）。"注：□□□表示原材料字迹不清楚。

《卫生研究会简章》共 13 条，规定："本会以研究卫生医药等学术，提高红色卫生人员技术，保障工农劳苦大众及红色战士的健康为宗旨"；"凡在苏维埃共和国领土内的卫生人员，能遵守苏维埃法令与本会简章，有志研究卫生医药等学术者，经本会会员一人介绍，填写志愿书，皆可加入"；会员"每人每年暂定会费五元，一次缴纳，无收入之医生每年一元，特别捐款随意"。研究会设委员会，推选常委 5 人（内主任 1 人，干事若干人），委员会每年改选一次。章程规定：研究会会员有贡献意见搜集材料互相研究之义务；研究会应经常举行关于各种重要问题的学术演讲，并出版理论的与实际问题的小册子与各种教材；会员如有学术心得及发明，应随时通知常委会，会员的新发明由常委会呈请政府奖励。研究会下分卫生、医学、药学3个组，每个会员得任择一组或两组加入研究。①

卫生研究会的成立，为促进苏区卫生医药事业的发展和红色卫生人员技术水平的提高，发挥了积极作用。

第四节　第五次反“围剿”时期的卫生工作

1933年5月，蒋介石调集了100万大军，200架飞机，自任总司令，在美、英、德、意等帝国主义支持下，向各革命根据地发动了空前规模的第五次“围剿”。这时，中央根据地的主力红军和地方红军已扩大到8万余人，赤卫队等群众武装也有很大发展，根据地更加巩固，广大军民斗志旺盛，又有前几次反“围剿”的经验，打破敌人的这次“围剿”是有可能的。但是，由于“左”倾教条主义者的错误军事指挥，一路败退，伤亡惨重，最终导致第五次反“围剿”的失败。

一、作战中的医疗救护服务

蒋介石以50万人的兵力，于1933年9月25日由赣西的南城、硝石向黎川发动进攻，开始了对中央苏区的第五次“围剿”。这时，红一军团和红五军团正在北线执行突破敌人永（丰）、吉（水）、乐（安）封锁线的作战计划，红三军团正奉命与红七军团组成东方军入闽作战。入闽作战的东方军，长期围攻延平、顺昌不下，部队伤亡很大，伤病员多达2000余人。为了收治这批伤病员，中革军委命令福建军区把办事处改为医院管理处开设于汀州，以罗化成为处长，下辖三个分院，先收容下来，然后再设法后转。与此同时，中

① 《中华苏维埃共和国卫生研究会简章》，《红色卫生》第3期，1933年9月24日。

革军委又指令杨立三在东线开设兵站运输线，规定由建宁到石城为兵站干线，由清流到宁化为支线，在建宁和宁化设置两个兵站医院，负责接收由前方转下来的伤病员，并从北线抽调一个兵站医院随军前进，作为前后方之间的伤病员转运站。这虽然相对地增强了东线的医疗救护工作力量，但北线的力量却受到削弱，以致红一军团在突破永、吉、乐封锁线战斗中的伤员，未能做到及时地收、治、转，影响了战斗的顺利进行。正当组织实施东线伤病员向根据地后方医院转运时，敌人的第五次“围剿”开始了，东方军奉命结束了东线战事，立即挥师远道北上，与进攻之敌开展了黎川的争夺战。

第五次反“围剿”作战的第一仗，是硝石战斗，接着又打了资溪桥战斗。毛泽东同志在评论这两次战斗时说：“敌以堡垒主义的新战略前进，首先占领了黎川。我却企图恢复黎川，御敌于根据地之外，去打黎川以北敌之巩固阵地兼是白区之硝石。一战不胜，又打其东南之资溪桥，也是敌之巩固阵地和白区，又不胜。尔后辗转寻战于敌之主力和堡垒之间，完全陷入被动地位。”① 这就说明了单纯防御的军事路线使红军在反“围剿”的一开始就处于被动不利的地位。这两次战斗，都是强攻死拼，伤亡甚众，仅第五军团第十三师就减员过半，② 加上天气阴冷，部队野外露营，病员亦大量发生，需要有计划地收治后转。但由于部队深入到白区作战，仓促投入战斗，各级卫生机构还没有来得及展开，收治转工作出现混乱，发生了掉队伤员无人管的现象。中革军委曾为此通令参战部队，不准丢掉伤病员，指出前方有部分伤病员尚待后转，要求前方派部队护送，后方医院和兵站派人前接，确保伤病员在后送途中的安全等注意事项。③ 但当时整个部队都处于被动挨打的状态，疲于应付敌人的四面围攻，是无法扭转收转伤员的混乱局面的，有不少伤病员落于敌手。

硝石、资溪桥战斗之后，红军又采取了“分兵抵御”的作战方针。红三、七军团于 11 月 10 日在浒湾设防，遭敌强攻后被迫撤退，伤亡 1000 余人，④

---

① 《毛泽东选集》第 1 卷，人民出版社，1991 年版，第 204 页。

② 《中国工农红军第一方面军史》，解放军出版社，1993 年版，第 416 页。

③ 中国人民解放军历史资料丛书《后勤工作文献（1）》，解放军出版社，1997 年版，第 273 页。

④ 《中国工农红军第一方面军史》，解放军出版社，1993 年版，第 417 页。

又发生了丢掉伤员的现象。11 月 19 日红一军团在大雄关、党口一带集结阻敌，亦遭失败，伤亡 500 余人。之后，敌人继续向南推进，红军又在团村进行阻击战。由于敌众我寡，大杉岭、德胜关相继失守，部队匆忙撤退，不得已由七军团的士兵抢运伤员，由五军团在盐桥、草隘狙击敌人作掩护，才把伤病员撤离阵地。

到 1933 年年底，红军被迫转为内线防御作战，“御敌于国门之外”的计划已日益破产，失掉了胜利的希望。这时，福建发生了国民党第十九路军反蒋事变，给红军提供了实施战略转变的大好时机，应即时地将战略防御转变为战略进攻，改变红军被动挨打的困难处境。但“左”倾冒险主义者却一味蛮干，坚持堡垒对堡垒的作战方针，继续与敌人拼消耗、打硬仗，依靠工事，实行短促突击，其结果使红军遭受了更大的伤亡“广昌保卫战，历时 18 天，中央红军毙伤俘敌共 2626 人，自身却伤亡 5093 人，约占参战总人数的 1/5。其中红三军团伤亡 2705 人，约占全军团总人数的 1/4”。[①] 从广昌保卫战，到高虎瑙、万年亭、驿前等战斗，阵地防御战发展到了顶峰。在敌人大炮、飞机的轮番轰击下，硝烟尘土迷漫阵地，伤员难以及时抢救下来。特别是由于部队长期住碉堡，蹲战壕，卫生条件极差，几十天不能洗澡、理发，很多人生了虱子，长了疥疮，加上敌人进攻时在阵地周围遗留下的尸体，腥臭难闻，各种疾病随之发生，部队减员日趋严重。在高虎瑙战斗中，红一军团四师十四团卫生队，一天就收容了 300 多名病员。连队卫生员冒着生命危险出入于各碉堡进行急救包扎，得不到休息和睡眠。但由于伤病员多，仍然照顾不过来，主要依靠战士的自救与互救。有的连队组织了由卫生员、通讯员、文书、理发员、炊事员等人组成的火线抢救小组，由副指导员带领，负责把伤病员撤出阵地；有的连队在班排里指定一名卫生积极分子兼任卫生战士，协助卫生员的抢救工作。这种办法，对加强火线救护力量起了很好作用。[②]

但是，由于敌人的炮火封锁，火线上的伤病员不能顺畅地后转，于是命

---

① 《中国工农红军第一方面军史》，解放军出版社，1993 年版，第 446 页。

② 总后勤部科学研究所：《中国工农红军卫生工作发展史资料》，未刊稿，第 151 ~ 152 页。

令后方各级卫生机关组织前伸，以缩短后送距离。各后方卫生机构在前伸途中，或开展工作之后，同样遭到敌机和敌炮的轰击，都有不同程度的伤亡与损失。在节节后退的阵地阻击作战中，红军的伤亡不断增加，根据地的人力物力几乎消耗殆尽，有的医院甚至丧失了收治能力，不得不进行合并或撤销，而任务量却越来越大。在这种极其危难的环境和条件下，红军卫生工作者，在党和各级军政首长的领导下，依靠人民群众，仍然收治了数以万计的伤病员。如湘赣根据地的群众由政府组织了若干采药队，为红军医院采集和炮制中草药；集中地方中医组成了临时中医院收治病员，以减轻对红军医院的收容压力。群众性救护，从建军时就开始了，自救互救、抬运伤员、照顾伤员，这些大量的工作都是在群众大力支援下进行的。随着作战规模的扩大，群众性的救护工作也不断扩展。每次战斗，地方政府都派出大量民工参加救护工作，因此形成了专业性救护队伍与群众性救护队伍相结合的医疗救护方式。

红军在第五次反“围剿”作战中的确切伤亡数字，已无从得知，但从现有的回忆资料中，当时各军团医院、师医院和后方医院，都有满额收容的记载。据此可以推算伤病员总数（不包括阵亡牺牲者）在15000名上下。①

二、长征突围前的医疗救护准备

为了宣传和推动抗日，调动和牵制敌人，减轻国民党军队对中央根据地的压力，中共中央和中革军委决定组织两支部队北上和西进。1934年7月，寻淮洲等领导为红七军团改称北上抗日先遣队，经闽入浙，到闽浙皖赣地区，与方志敏领导的红十军会合，组成红军团，并成立从方志敏为主席的军政委员会。然后，红十军团分两路军向浙皖边和皖南行动。与此同时，红六军团又奉中革军委命令于7月下旬退出湘赣根据地，经过两个多月的艰苦奋战到达黔东。10月下旬同红三军（后恢复红二军团番号）会合。这两支红军部队的出发，牵制了敌人的很多兵力，为中央红军的突围创造了条件。中央红军主力则调整部署，积极进行长征突围前的准备工作。

① 张汝光：《中国工农红军卫生工作史略》，解放军出版社，1989年版，第167页。

8月下旬，红一军团奉命西移，阻击兴国方面的敌人。红九军团仍留河田、汀州一带，担任东线的守备。红三军团协同红一军团的十五师在石城以北组织防务，继续保卫红色首都瑞金。为了收治红一军团向西挺进中的伤病员，把在河田、汀州的两个医院腾空，跟随红一军团西进，两院的原有伤病员分别移交给配属红九军团的野战医院和闽赣军区的一个休养所接收。当时各军团医院不能出院的伤病员仍有6000余名，其中伤员3150名，病员3211名；各后方医院有伤病员1980名，总共有伤病员8000余名。妥善安置这一大批伤病员，是突围前的一项重要准备工作。为此，中革军委以漆鲁鱼、陈仪厚、王立中等人组成了临时中央军区卫生部，留在根据地领导留下的医院和卫生材料厂，把8000余名伤病员分散隐蔽在比较安全的山区。到1935年春，敌军向中央苏区大举进攻时，为疏散安置伤病员，陈毅同志亲自动员，有2000~3000名重伤员分散在群众家里。①

为了长征，后方机关进行了整编。中共中央、中央政府和中革军委各直属机关编成两个纵队，将红军总司令部及其直属队编为第一野战纵队（含总卫生部），中央纵队为第二野战纵队，纵队下设梯队。总卫生部随带三个干部休养所。干部休养一所（所长李资平）收中央各机关首长、年老的和妇女干部共70余人，下分六个班，有林伯渠、谢觉哉、徐特立、成仿吾、邓颖超等人；第二所（所长彭大元）、三所（所长张汝光）收容团以上伤病干部。总卫生部还设一个直属医务室，有孙仪之、俞翰西等医生，负责中央领导同志的保健医疗工作。卫生学校则编为教导队，教员分到各所当医生，200多名学员则分派到部队和干部休养所参加医护工作，卫校教员李治兼干部休养一所的医务主任，带领卫校学员边工作边学习。②

9月10日，中革军委命令各军团成立后方部“凡军团医院、兵站、运输队教导队、补充团、修械所均包含在内”，“由军团干部中任命一后方部长，

① 陈毅：《忆三年游击战争》，《近代史研究》1980年第2期，第5页。

② 王冠良：《中国人民解放军医学教育史》，军事医学科学出版社，2001年版，第16页。

统一指挥后方机关的工作，并于其移动中配置中负责管理”。[①] 一、三、五军团都成立了后方部，八、九军团未成立后方部，而是由师机关代理。一军团后方部卫生部部长姜齐贤，政治委员肖望东；三军团后方部卫生部长饶正锡（何复生部长已牺牲），政治委员刘惠农；五军团后方部卫生部长姬鹏飞；八军团卫生部长侯友成。9 月 15 日，中央军委再次要求各后方机关缩编，战斗部队的卫生机构也进行压缩。军团卫生部和军团医院合为一体，卫生部长兼院长，人员共 51 人，较合并前的 94 人减少了 43 人。军团医院所属的各休养所，也由原来的 127 人减到 85 人。师卫生部兼师医院，由原来的 147 人减到 118 人。团卫生队由原来的 53 人减至 23 人。减下来的人员，都充实到战斗部队去当战斗员。[②]

---

① 中国人民解放军历史资料丛书《后勤工作文献（1）》，解放军出版社，1997 年版，第 390 ~ 391 页。

② 中国人民解放军历史资料丛书《后勤工作文献（1）》，解放军出版社，1997 年版，第 393 ~ 397 页。

第三章

湘赣革命根据地的卫生工作

湘赣革命根据地，在井冈山、赣西南、湘东南地区革命斗争基础上，于1930年2月至1934年8月建立发展的。

1929年1月，红军第四军主力向赣南、闽西挺进，留在井冈山革命根据地的军民在湘赣边特别委员会领导下继续开展游击战争。1930年2月召开红四军前委会，决定将赣西、赣南、湘赣边三个特委合并为赣西南特委，统一领导赣西南的斗争，这次会议促进了湘赣革命根据地的形成。1931年7月，中共湘东南、湘南两特委和西路、南路、北路3个分委根据中共苏区中央局决定，将所辖的赣江以西地区合并为湘赣省。8月，中共湘赣临时省委（不久，正式成立省委）和湘赣省苏维埃政府成立，王首道任省委书记，袁德生任省苏维埃政府主席。10月，中共湘赣省第一次代表大会和湘赣省第一次工农兵代表大会在莲花县花塘村召开，正式成立了中共湘赣省委和省苏维埃政府，王首道、任弼时先后任省委书记，袁德生、谭余保先后任省苏维埃政府主席，省委、省苏及省直机关均驻永新县城。至此，以永新为中心的湘赣革命根据地正式形成。

湘赣革命根据，又称湘赣苏区，根据地位于赣江以西，株萍铁路和袁水以南，粤汉铁路以东，大余以北湘赣边界广大地区，总面积约1000平方千米，人口100余万。

1932年2月，湘赣革命根据地红军独立第一、第三师合编为红军第八军，由李天柱代军长，王震代政委。1933年6月，任弼时任湘赣省委书记。同时，以由红八军改编的红十七师和由湘鄂赣革命根据地调来的红十八师在永新组成红六军团，任弼时任军政委员会主席，1934年8月，肖克任军团长，王震任军团政委。由于蒋介石的围剿，红六军团根据中共中央指示，撤出湘赣革命根据地，转移到湘中开展游击战争，留下的军民在谭余保等领导下继续坚持游击战争。

第一节　医疗卫生事业的建设与发展

随着根据地的建立和红军的发展，卫生组织机构也不断发展壮大。1929年1月下旬，红五军退出井冈山根据地后，湘南特委把留下的4个伤员收容所，迁到永新的黄岗村，在一座破庙里开设了医院，这就是著名的“黄岗医院”。开始时，只是用毛竹搭起一些茅草棚，重伤员隐蔽在深山密林里，轻伤员分散住在老百姓家里。1932年1月，按照中革军委决定，成立湘赣省军区和总指挥部，张启龙为总指挥，下设4个分区。1932年2月，湘赣红军独立一、三师合编为红八军，由李天柱代军长，王震代政委，卫生部长为应安多。1932年湘赣省军区成立后，黄岗医院发展为湘赣军区总医院，院长戴正华。总医院内设政治处、医务处。医务处设有中医科、西医科、草药科、供给科、担架队、洗衣队等，医务人员达33名，可一次性容纳伤病员2000余人。总医院下设7个分所。1934年年初，7个分所又改编为3个分院。一分院驻离黄岗十五里（7～8千米）的太山原；二分院驻黄岗；三分院驻天河、牛田、茅叶等地。一、二分院各下设三个所，三分院下设五个连。湘赣军区设卫生部，卫生部长为谭农，4个分区均设卫生所。湘赣军区除黄岗总医院外，又陆续组建了茶陵医院、莲花医院、宁岗医院、遂川医院、北路医院、萍乡小洞医院。[①] 湘赣红军都有相应的卫生组织。

湘赣根据地党政军领导十分重视医疗卫生事业，主要表现在以下方面。

一、明确岗位职责，加强各级联系

军区卫生部要求各级卫生机构建立密切联系制度，指出：“各医务机关，对

① 戴正华：《黄岗医院》，《创业维艰》，人民军医出版社，1983年版，第42页。

卫生部的关系过去是非常之密切，今后本部应有专人负责，确实建立与各医务机关之联系，除经常派员巡视调查一切情形，解决其困难与推动其工作外，每月各分院应与卫生部通信二次以上，各分区卫生队，各独立团、营卫生队每月与卫生部通信至少要有两次，信的内容报告工作情况，伤病生活状况，有什么问题不能解决；针对战争环境，强调了干部培养和专业使用，要求各分区指挥部须负责健全卫生队的组织，各医务机关负责同志，须自行培养一个代替自己的职务人，如院长培养一个副院长出来，医务主任、科长、卫生队长同样培养一个副职出来，以备在紧急战争任务中，而免发生困难。而最近分区医院院长、所长及医务负责同志，往往有迁遣其他工作又不向卫生部报告，这种忽视组织的现象，实在再不能容许下去了，须立刻纠正过来，以后各医务机关，自卫生队长、所长以上的干部调遣工作，必须经卫生部转呈总指挥批准后，始可执行，卫生队以及其他医院机关医务员之调遣，由各该主管官员负责处理，处理后须将一切情况详细报告卫生部，以便转呈总指挥部备案。”

二、建立相关规章制度，细化医护服务要求

根据地各类医疗机关尽可能地满足伤病员的给养，要吃熟米，蔬菜要时常斟换新鲜的，开水时刻要有，每餐要另煮稀饭；对护理人员给以充分训练，由医务员每星期上课二次，教授日常应做的工作，如对伤病精神上之安慰，在病人忽然发生危急症状时救急的常识，重伤病员之交换衣服方式，交换被单方法，替伤病员接大便等方法。医护人员认识到红军指战员都是为谋阶级利益而流血或抱病的，工作非常认真负责。医生仔细诊治、护理人员精心照顾，制定了工作计划：

1. 本部自10月份起至12月30日以前，应将省一级及军区直属部队患病人数加紧医治，做到消灭病兵现象。

2. 红十七师及各分区卫生机关，应加紧卫生运动，到12月20日以前应消灭部队中病兵现象。

3. 休养所在11月底应将现有伤病战士医治痊愈出院；在10月应出院150人，11月出院150人。

4. 总医院在三个月中，应将新来伤病兵医治痊愈1200名，在10月出院500人，11月应出院400人，12月出院300人，送到前方工作，须在12月25号以前完成这一任务。

5. 各分院出院人数要照下表①（如有重伤及须行手术者，可速送至总医院）（原表如下所示）：

各分院出院人数

单位：人

医院	出院人	10	11	12
茶陵医院		80	60	60
宁冈医院		10		
北路医院		52	40	40
遂川医院		30	40	40
一分区卫生队				
二分区卫生队				
三分区卫生队				
四分区卫生队				

三、明确药品的采购、自制与配给制度

湘赣根据地的中西药品主要靠各级医疗机构设法购买和采集自制。军区卫生部除自行在设法购买到内外科中西药品外，还督促下属购买和自制，在它制订的季度工作计划有如下分配：

购买中西药品

队属	第一分区	第二分区	第三分区	第四分区	茶陵医院	宁岗医院	北路医院	遂川医院
药品种类	中西药	中西药	同左	同左	同左	同左	同左	同左
价值	各价值 500元 共1000元	500元 500元	同左	同左	500元	300元	1000元	800元

① 高恩显：《新中国预防医学历史资料选编（一）》，人民军医出版社，1986年版，第150页。

湘赣军区总医院原来就设有草药科，随着需要的增加，其他医务机关也建立了草药队。

卫生部要求各单位采集自制中药表①

名称	制草药人数	主治病症	出口数量	送到卫生部数量
卫生部	20	××	20000.0	10000.0
总医院	50	××	20000.0	10000.0
茶陵医院	10	××	5000.0	2000.0
宁岗医院	10	××	4000.0	2000.0
北路医院	10	××	5000.0	2000.0
遂川医院	10	××	5000.0	2000.0

计划规定，卫生部配制的草药，主要供红十七师及省一级和军区附属部队使用。总医院配制的草药，除自用之外，须送一万份药到卫生部来，以便供给前方需要。各分院配制的草药，除留一些数量在各医院应用外，应以最大限度供给各该分区指挥部或军事部所属之需要。计划还要求各医院医务机关主管官，督促草药工作人员，将所有经验方剂写明草药、形状、主治和制法，随药品送到使用单位并且寄卫生部，以便印出转发各处，扩大宣传。

四、自办医护学校，培养专业人员

为了解决医务人员不足的问题，湘赣根据地开办了看护学校，加强了卫生机关的业务培养。1932 年 5 月 27 日中共湘赣省委妇女部下发了一个《第三号通知》，配合湘赣军区总指挥部 6 月 20 号以前开办看护学校，学习中西医科护理，做出布置。计划地方招收学生共 40 名。分配如下：永新 20 名，莲花 8 名，茶陵 4 名，吉安 3 名，萍乡 3 名，攸县宁岗各 1 名。其余由省团校与永新县女子职业学校选派。选派者要是脑筋灵敏、稍识文字、能脱离家庭，虚心学习，意识正确，身体强健的劳动妇女；年龄在 14～24 岁。伙食由学校

① 《四季度工作计划》，湖南省财政厅《湘赣革命根据地财政经济史料摘编》，湖南人民出版社，1986 年版，第 621～622 页。

负担，其余碗筷被盖由学生自备。各县学生限6月10日前到达省妇女部。[①]

湘赣军区卫生部很重视在职医务人员的业务培训，除了卫生部内建有训练队进行培训外，还要求总医院、红十七师及各分医院等医务机关有条件的都要展开业务培养，针对看护员普遍文化较低的情况，首先加紧识字运动，每日最少识五个生字，识字课材料以药品名、病名为材料。有了一定基础之后，再上医务课，医务课包括生理学、药物学大意、外科常识等，每门课30课时，要有课程表和进度计划。每个星期测验一次，以检查学生的接受程度，教学必须用启发式和问答式来教授，鼓励学生自动努力学习精神。

第二节　卫生防疫运动的布置与开展

湘赣革命根据地的卫生防疫是在省委、省苏维埃政府领导下进行的。湘赣苏区《红报》于1932年8月28日发表社论——《怎样防止与救治流行的瘟疫》，社论提出："瘟疫问题已经成为目前湘赣苏区中的一个不能忽视的严重问题，这一问题关系着湘赣苏区中的革命力量与革命战争的胜利发展，是异常严重，因此，提倡与扩大卫生防疫运动，迅速消灭瘟疫是我们当前一个实际任务。"社论还号召"大家不要迷信什么天命，什么鬼神，把一切疾病的发生归于天灾劫数"的无稽之谈，在湘赣省苏的领导和指挥下，要求大家迅速地行动起来，大规模地开展起卫生清洁运动。[②]

一、苏维埃政府的卫生防疫整体设计

湘赣革命根据地的卫生防疫进行得很深入，1933年春，湘赣省苏维埃第四次代表大会通过了非常详细的《卫生防疫问题决案》：

在目前全国革命逐渐成熟苏维埃走上新的高涨，国民党反动统治进

① 湖南省财政厅：《湘赣革命根据地财政经济史料摘编》，湖南人民出版社，1986年版，第620页。

② 高恩显：《新中国预防医学历史资料选编（一）》，人民军医出版社，1986年版，第53～54页。

一步崩溃死亡的形势之下是极有利于苏维埃运动的开展，因此动员广大劳苦群众武装起来汇合着革命的整个力量围绕着革命战争的中心目标，开展着革命斗争，争取革命战争的圆满胜利是我们当前迫切的主要任务，在推行这一任务中有一个严重问题值得我们十二万分注意的就是卫生防疫问题。

在日益开展着阶级血战的过程中，战场上敌我双方都牺牲了，许多头颅未能尽数掩埋甚至埋了也是未深深地掩埋妥当，同时牛猪乱放，屎尿满地皆是，加之污秽水及东西四处都有，在此炎热太阳蒸晒到处笼罩着一暮浊气，群众若来呼吸最容易发生瘟疫、疟疾、天花等传染病，特别是反革命军阀部队曾几次严厉进攻，肆行焚烧屠杀捕杀革命群众于野草间，都有工农尸骨累累的暴露故意不去掩埋，企图造成苏区内危险的瘟疫，并且封锁苏区药材，忍心险恶的故意散布杀人的毒药在我水里、房子等处，企图毒杀苏区劳苦群众这是国民党AB团阴谋残害，企图在此阶级决战的关头来削弱我们阶级战争的力量，因此值得我们严格注意的。

永新过去各级苏政府及劳苦群众由于卫生防疫问题是不了解上面的重大意义，各级政府一般地对这一工作忽视，多是没有注意到，除县城为革命团体及少数有（布）店开始做些外，但还是十二分不够，一到农村里私人卫生勤洗澡勤换衣按时剃头，不吃酒吃烟很少有人开始做，群众家堂经常总不打扫，养鸡鸭放在房内牛猪栏同人住在一起弄得满口满鼻都是臭气。至于公家卫生清洁街道的打扫，公众团体卫生事业的建设，还不能普遍去做，特别是不能动员参加礼六（意为“礼拜六”）的工作；加紧卫生防疫运动的宣传□□□□□□□□（原材料字迹不清）恶鼓动群众来做这一工作，使一般群众心理上在卫生方面保留封建残余落后的迷信非常浓厚，如二区流行的天花还一味的请道士敬神，不了解生理的关系，狗和人共住一起认为是保家平安，这是执行卫生工作的莫大障碍。

大会针对上面的实际情形，严格的以自我批评的精神，检出了过去卫生防疫工作的错误与缺点，除全盘接受中华苏维埃中央临时政府人民委员会卫生防疫训令和条例外另有如下的决议。

（一）各级苏维埃应加紧深入群众中作卫生防疫的宣传鼓动工作，打破群众迷信封建的残余思想，发展生理学的常识，使群众了解卫生防疫是巩固阶级战争力量争取革命战争的有力关键，能普遍自动地来执行卫生防疫的工作。

（二）各级苏维埃应多多涂写中央临时政府颁布的“苏维埃区域暂行防疫条例”在通街大道的墙壁上经常告诉群众卫生防疫的办法实际的领导群众。

（三）以区乡为单位举行卫生防疫的竞赛。由县苏卫生部按期订出竞赛条约分布各乡群众团体执行，定期检阅评判□□（原材料字迹不清，下同），并且上级应经常派人到各乡去给予工作上的指示。

（四）各打□市该每半个月举行大清扫一次，各级苏维埃各革命团体工作人员一律参加并动员群众做清洁街道食堂及公共场所，特别要把门前的涧□房屋前后的茅厕，住房内的牛栏，经常扫得干干净净，散布石灰，顶好硬要站在群众自愿条件下把这些牛猪栏毛厕口有拆掉，新建到偏僻地方去。

（五）只要□□井水河水必须经常疏通流畅河中不准乱动花□死□及一切污秽的东西。井的附近不准建筑毛厕并且上面要起□□免得混入污水在里面。

（六）、凡在已经打过仗的地方应把未安埋及埋得不妥当的死尸重新安埋，死了人的人家，要□□封建□□□的现象很快的安埋，安埋的地方要最偏僻的地方，□□野或山上，每乡苏维埃指定一块公共荒山，并且要埋得深，（至少要七尺）绝对不能马虎掩埋一下，容易给野兽来搜出。

（七）举行禁□□□菜辣椒按期洗衣剃头洗澡，及洗晒□连□□等竞赛引起群众卫生的积极性。

（八）在有发生传染病十分厉害的地方，一定要在五里六里周围之间断免交通，离该地五六里处可不要多开群众大会以免传染。

（九）在已经发生过传染病的地方，病人的房子及用器等物，等东西非经打扫煮沸消毒不可使用□认为不□□用的必须□火□烧之。

（十）在春夏之交的现在各级政府即须领导群众组织拥护□□□作捕杀蚊蝇运动的竞赛一直到冬季为止同时要加紧发动群众养猫、填鼠洞等，以绝鼠疫等传染病症。[①]

二、地方的卫生防疫运动

地方卫生防疫运动，由于男子参军参战，参加赤卫队等，主要以妇女为主角。1932 年 3 月 8 日国际妇女劳动节，召开了湘赣全省劳动妇女第一次代表大会。在会上，妇女代表检查了以往工作，一致通过《社会文化与卫生运动决议案》，号召全体“妇女群众铲除旧社会文化的流毒，建立工农阶级的各种文化娱乐事业”“废除妨碍卫生的各种恶习”，制订了“进行卫生建设”的条例和具体措施。

个人卫生方面：实行每日早起刷牙漱洗脸；实行饭前饭后洗手洗脸；实行勤洗衣服被褥；彻底消灭臭虫虱蚤；实行热天每日沐浴一次，冷天三日或五日沐浴一次；实行盛饭后，插好饭瓢；禁止喝冷水；禁止吃自死的猪牛鸡鸭等；禁止抽药面。

家庭卫生方面：反对人与猪同睡；反对所堂卧室随便放猪，实行建立猪栏关猪；反对屋内乱堆垃圾，实行房屋内每天扫除一次；实行勤洗门窗桌椅锅灶及日常用具；实行清洁开井沟渠；实行焚烧或煮洗因病而死的人的一切卧具；实行捕蝇捕蚊运动；实行养猫捕鼠；建立适合卫生的洗澡堂；实行房内开宽大的窗户。

公共卫生方面：实行礼拜六扫除祠堂庙宇公共房屋街道；反对街上随便放猪；反对街上公共地方乱堆垃圾；禁止随地吐痰便溺；反对抛弃死物和秽

---

① 高恩显：《新中国预防医学历史资料选编（一）》，人民军医出版社，1986 年版，第 81 ~ 84 页。

物于河中塘中；反对井水附近建筑厕所；实行建立公共厕所；实行焚烧垃圾腐物；实行深葬（七尺）死尸。

决议特别强调要坚决执行中央颁布的卫生防疫条例。[①]

在革命斗争中，劳动妇女是重要组成部分，一旦把她们发动起来，就能发挥不尽的能量。

根据地各级苏维埃政府的诀议和领导，使整个根据地卫生面貌焕然一新，二苏大会召开期间，记者采访湘赣省代表时，代表欣喜地告诉记者："乡村，人和猪牛住在一起，经过卫生宣传工作，从前赣西的有了很大的转变，特别是红军部队不论到什么地方都把房子内外打扫得干干净净给群众以最大的影响。"[②]

三、军区的卫生防疫运动

湘赣省军区对卫生防疫工作十分重视。军区卫生部设立了卫生小组，每星期日到各机关检查和宣传。要求医务机关成为卫生之模范，负起对于卫生防疫的领导责任。红十七师卫生部、各团卫生队、各分医院及各医务机关，也成立了5~7人的卫生小组，开展宣传并检查卫生，经常向主管指挥员提出卫生工作的意见。为此红十七师政治部下发了《卫生注意数则》训令，加强了对部队卫生工作的领导。

这一训令论证了注意卫生的意义和要求。有很强壮的身体才能担负很繁重的工作。目前在阶级决战的时期，伟大的历史任务放在我工农红军的面前，所以需要创造100万铁的红军来完成这个使命。在创造铁的红军中首先要消灭病兵现象，要消灭病兵现象，唯一的办法只有加紧卫生运动。所以部队在行军出发之前须把武器服装整理好，子弹带子不要裹得太紧，草鞋先试穿一下，不要太窄也不要太硬，否则恐怕磨破了足，最好预备一点白布片，遇有足上破皮或草鞋硬着不快的时候，立刻用布片包裹起来，以免越弄越甚而发

---

① 湖南省财政厅：《湘赣革命根据地财政经济史料摘编》，湖南人民出版社，1986年版，第619~620页。

② 《全苏大会湘赣代表访问记》.《红色中华》1934年1月22日。

生烂脚。备足开水，以免中途口渴喝生水。行军中不要遽然剥脱衣服，尤忌赤膊，以免伤风感冒。在行军休息中，不要随地坐卧在潮湿地面上，恣意取凉易发疾病。部队在普通行军约一小时须有一次小休息，以免疲劳。到达宿营地点须洗脸洗脚。在驻地更要注意卫生。每日早起须漱口刷牙，在休息日把衣服、单被洗涤干净，晴天放在太阳下晒着。辣椒烟酒生冷瓜果及街市上零售品，有病牲畜之肉，都不可吃。假如有点疾病应很快地到卫生队去诊治，以免绵延日久妨碍工作。要经常洗澡剃发剪去指甲，要裹好绷腿布，并要着草鞋以免发生烂足。而对伤风感冒、流行性脑脊髓炎、冻疮等症应加注意。政治部要求各级军政负责人员务须遵照执行，特别是政治工作人员，尤须领导全体红色军人在各种会议上切实讨论执行办法，实行革命竞赛，并在墙报上发表意见。如有不执行者应在会议上严厉批评，在墙报上黑板上；好的上红板奖励，整团整连特别好的由本部进行特别给以团体的名誉奖。①

第三节　战地救护的部署与实施

战地救护是根据地各级医务机关的首要任务，得到党政军领导的充分重视。

一、军区卫生部的战地救护部署

湘赣军区卫生部对战前战后的布置非常严格：

“(1) 红十七师卫生部及分区边区独立团、营的医务机关人员，应召集该医务人会议，讨论战时医务人员的工作，用竞赛方式提高各工作人员的工作积极性，订出竞赛条约，战争时应×时内能上药完毕，并且很迅速地送到野战医院，决（绝）对不能有一个带花同志很久没上药至没

① 高恩显：《新中国预防医学历史资料选编（一）》，人民军医出版社，1986年版，第165～166页。

有抬下火线来的不好现象。(2)野战医院的组织须健全起来，必须提拔一个最好的有经验的勇敢积极的管理科长及管理员，同时担架队亦是重要，必须成立40副担架为基本，起码要有120~150人。无论如何，要预备100副担架床，马上要办到，各担架队长。应经常的有计划的和各担架员上课，加紧担架术之训练。野战医院应经常与兵战部、十七师司令部、政治部及地方政府，发生密切关系，在每个作战地区应广泛地动员赤少队帮助运送伤兵，并要佚子等事以及购买米、菜、油、盐食物，都要与当地发生很好的联系动员工作。(3)各红色医务机关及前方各独立团及红十七师卫生部应负责指挥各卫生队在战后必须严格搜索战地之带花同志，恐慌有遗留在山洞及隐蔽之处，并要注意战地尸体掩埋，以免日后瘟疫传播。(4)野战医院要找比较大的房屋先让看护招护员把床铺板子弄好，尤其是夜里伤兵来的时候，更要好好招呼换药、转送到总医院，不要停留，行军时告诉担架员勿用猛力创动，特别是重伤更细心，每次送伤兵来后方时，总医院须分别详细报告来军区参谋处。医院多预备茶水，伤兵不能吃饭，当另煮稀饭，搜集药品，胜利品之中西药材送交到军区卫生部来分配。转送到后方之伤兵，各医务员应注意各伤兵伤口随时看问，如途中流血应设法禁止，对给养和去总医院的路线以及与各指挥机关联络交涉，特别注意与各级政府发生联系，沿途发动群众慰劳，担架员之招呼不可忽视。”①

二、第四次反“围剿”中的战地救护

在中央红军第四次反“围剿”作战的同时，敌对湘赣根据地开始了重点进攻。为了做好伤员的收治工作，将原黄岗红色医院（拔归湘赣军区后改为后方医院）扩建为湘赣军区总医院，由原来的4个所，扩大为9个伤病员休养所、1个残废所和1个康复连。此外，还在茶陵、宁岗、北路和遂川先后建

① 高恩显:《新中国预防医学历史资料选编（一)》，人民军医出版社，1986年版，第156~157页。

立了4个分院，收容能力显著扩大，能同时收容2000多名伤病员。当敌人向湘赣根据地重点进攻时，由于军民团结抗敌，连续取得了九渡冲、棠市等战斗的胜利，从而粉碎了敌人的重点进攻。在各次战斗中，连卫生员英勇地抢救伤员，团卫生队及时组织后送，后方医院事先找好庙宇等大房子准备接收，加上是在根据地内作战，群众条件好，输伤路线短等原因，完成任务都比较顺利。在作战过程中，根据地的18~40岁的青壮年都编成了赤卫军，他们不仅配合红军作战，而且还承担着包括运输伤员在内的全部战地工作，做出了突出的贡献。在治疗方面，后方总医院只有四名西医，七八名看护，天天要爬山越岭，逐村逐户地为分散的伤员治疗换药。各级政府动员了地方开业医生和民间中医，来医院支援医护工作，弥补了医护人员不足的困难。各县互济会还开展了为伤员筹衣送衣活动，共筹集了5500多件衣服被褥送到了后方医院，分配给伤病员穿用。部队首长也经常派人带战利品来看望、慰问伤病员。这一时期湘赣军区的卫生工作，呈现出蓬勃发展的势头。

第四章

湘鄂赣革命根据地的卫生工作

湘鄂赣根据地位于湘东北、鄂东南、赣西北地区，处于武汉、长沙、南昌三大城之间，幕阜山脉横贯其中，东西六七百里（300多千米），南北近千里（500千米），包括湖南的平江、浏阳及湘阴（含今汨罗）、岳阳、临湘、长沙的一部分，湖北的阳新、通山、大冶、通城、崇阳及蒲圻、咸宁、鄂城、黄梅、广济、蕲春、浠水的一部分，江西的修水、铜鼓、万载、武宁、宜丰（新昌）及瑞昌、宜春、奉新、高安（瑞州）、萍乡、靖安的一部分，共计20余县。鼎盛时期，曾扩展至湖南的醴陵、湖北的嘉鱼、江西的上高、安义、永修、德安、九江、分宜、清江等县的部分地区。其中心地区连同涉及的范围达40多个县。

湘鄂赣革命根据地有着光荣的革命传统，早在1921年中国共产党创建的初期，这个地区的大冶就有了党的组织，1924年以后，党的组织在这个地区普遍地建立起来，党领导下的工农群众反帝反封建的革命斗争如火如荼地发展起来。到1927年春，边界各县已较普遍地成立工农自卫武装，9月，湘鄂赣边界10多个县的农民举行起义，从此开始了湘鄂赣边地区的游击战争。1928年7月，彭德怀、滕代远和黄公略等领导的平江起义部队改编为红五军，彭德怀任军长，滕代远任党代表。按照上级指示，彭德怀率领红五军主力到井冈山与红四军会合，黄公略带领留下的部队在湘鄂赣边界坚持游击战争。1929年9月，根据中共湘鄂赣特别委员会决定，红军支队编入由湘赣边转战到湘鄂赣边地区的红五军。到1930年6月，湘东北的平江、浏阳，赣西北的修水、铜鼓、万载，以及鄂东南的大冶、阳新、通山、通城、崇阳这一广大地区内，除部分城镇外，都已成为革命根据地。1931年7月，中共湘鄂赣省委正式成立，李宗白任省委书记，9月，湘鄂赣省苏维埃政府成立，赖汝樵任主席，湘鄂赣革命根据地发展到鼎盛时期。从1933年9月开始，红军和地方武装在国民党军的反复围攻下，遭受严重损失，到1934年8月，湘鄂赣革命根据地大部被国民党军占领，根据地军民在湘鄂赣边界党组织的领导下继续坚持游击战争。

第一节 根据地卫勤系统的发展

彭德怀同志指挥的红五军成立之初，部队虽有卫生队，但缺少医药器材，也缺少医务人员，官兵负伤后只能自己或别人用绷带或布片包扎，重伤员都是在群众帮助下进行治疗的。后来部队中虽有少数几个看护，也只能简单处置一些小伤小病。可见，加强医疗卫生建设，成为当务之急。

一、组建各级医院，加强业务培训

1930年6月红三军团在大冶时，大冶普爱医院的地下党员何复生以及饶正锡、陈复汉、陈春甫、石恩赐等同志到军队来，从此卫生技术力量得到了充实。成立了军团总医院，院长何复生。红五军、红八军都组建了军医院。红五军医院由饶正锡、陈春甫同志先后任院长，红八军军医院由欧阳修、戴道生先后任院长。军医院除院长、医护人员、工勤人员外，还有一百多人的担架队。两次打长沙时伤员均由军医院、军团总医院进行治疗处置后，送往浏阳、平江。

五纵队到鄂东南后，由于部队扩大，伤病员增加，于1929年11月，在龙港地区组建了一所小型医院，由五纵队卫生队医官负责，有2名中医，五6名看护。该院还办了看护训练班，培养了一批卫生干部如：侯龙诚、彭方复、刘朋来等。

随着部队的发展，医疗机构也不断发展扩大。1930年6月，五纵队改编为红八军后，龙港医院改为红八军军医院连同伤病员留在鄂东南，1931年发展为鄂东南红军总医院，分布在阳新县燕厦、龙港及其周围的黄桥、骆家梁村等村镇内。

1932年3月，成立了湘鄂赣省军区，孔荷宠任司令员，林瑞笙为政委，下辖红十六军，独立第一、二、三师。在省军区领导下，鄂东南红军总医院1932年迁到石崖头。第四次反“围剿”时分散在寨头、雨山、黄沙、火烧桥等地。1934年改为西北分区卫生队。在平江的黄金洞也建有一所医院，下设立6个所，有工作人员200多人。①

二、整编卫勤机构，解决医务急需

1931年2月，湘鄂赣各县地方武装整编为3个独立师。4月，苏区党组织对后方机构进行了整编。平浏两后委会遵湖南省苏令，于4月5日召集各团体联席扩大会议，在这个会议当中，将平浏两后委会过去的错误和缺点及今后的工作计划，经过了三天的讨论，产生了一切的决议案。同时将平浏两委会并合为一，直属湖南省苏政府。其称号改为“中国红军一方面军湘鄂赣边特区后方委员会”。其下所属驻修水之第七医院改为“中国红军一方面军湘鄂赣边特区后方第一医院”；驻浏阳之第四医院仍为“中国红军一方面军湘鄂边特区后方医院第四医院”。驻平江之缝工厂，改为“中国红军一方面军湘鄂边特区后方第一缝工厂”；驻浏阳被服厂，改为“中国红军一方面军湘鄂赣边特区后方第二缝工厂”；驻平江之医学研究所，改为中国红军一方面军湘鄂赣边特区后方医学研究所”；驻浏阳之补充团改为“中国红军一方面军湘鄂赣边特区后方补充团”。②

同年8月，湘鄂赣苏区的武装力量进行整编，统一了编制，并对后方医院的给养作出安排：“后方医院士兵，同样四元五角生活伙食费；没收反革命的粮食油盐棉絮供给后方伤病兵，食米由各县负责采办，互济会要特别负责；建立各县残废院；后委会月前须洗刷医院加紧整理工作并采办各种药品等（统一预算和决算）。”③

---

① 《湖北卫生志资料选编》第7辑。

② 《湘鄂赣革命根据据地文献资料》第1辑，人民出版社，1985年版，第13页。

③ 《湘鄂赣革命根据据地文献资料》第1辑，人民出版社，1985年版，第596页。

三、加强政治工作，慰劳伤病战士

党组织十分关心红军伤病战士的痛苦，中共湘鄂赣省第二次代表大会期间代表看到“后方医院伤病战士的生活，其痛苦已达万分，病者无药吃，伤者无西药，特别是衣食供给不充分，睡时缺乏单被来盖身”都痛苦不安，以至流泪。大会听了湘鄂赣军区政治委员兼政治部主任和中共湘鄂赣临时省委委员黄志竞同志报告之后，一致认为在后方的伤病战士，都是为了工农谋利益，为了苏维埃政权的胜利，而同敌人长期奋斗，以致受伤患病，不能得到伤病战士应有的权利。而我共产党员应以身作则，每个共产党员，首先拿出一身衣服，或絮被一床。总之，无论如何要一件御寒的东西，并且须发动群众经常有计划地去慰劳后方各医院。关于中西药方面，应责成总指挥部苏维埃政府负全责任，必须达到后方医院生活有相当转变甚至完全改善。①

第二节　卫生防疫的机构建设和工作实施

1931 年 9 月 23 日，湘鄂赣省第一次苏维埃代表大会在平江长寿街召开，选举产生了湘鄂赣省苏维埃政府。各级苏维埃政府关心工农劳苦群众的身体健康，在临时中央政府的领导下，展开了相应的卫生防疫工作。

一、建立各级卫生防疫委员会

根据湘鄂赣省苏组织法，省苏维埃设立卫生部，接受省委省苏维埃政府领导，指挥全省的卫生工作；县苏成立卫生部，卫生部之下成立卫生委员会，受县苏常委会指挥，并直接在省苏卫生部指挥之下，掌管卫生行政、卫生建设、卫生教育的事项；区苏不成立卫生部，只成立卫生委员会，受区苏执委会及县苏卫生部的指挥，掌管该区内一切卫生事项；卫生委员会得延聘专门

---

① 《湘鄂赣革命根据地文献资料》第 2 辑，人民出版社，1986 年版，第 388 ~ 390 页。

人才咨询并讨论一切卫生事项，交卫生部执行；卫生委员会的组织，县以5人，区以3人组织之，内推主任1人；卫生部之下，设总务、医疗、防疫、宣传、军事、卫生五科，由卫生部或卫生委员会讨论，按性质分配主管的职务，每科科员1人；卫生部及区卫生委员会的经费，由县区苏常会核准支付之；乡村成立不脱产的卫生委员会，小乡每乡组织一个委员会，大乡须分村组织，凡几个委员会，均设主任1人，副主任1人，委员7～11人，负动员本乡或本村全村群众进行卫生运动之责。应5～10家成立卫生小组，直属当地卫生运动委员会，以进行其工作。①

二、明确卫生防疫任务

湘鄂赣省苏维埃政府规划了详尽的卫生行政任务。①决定并公布一切关于公共卫生法令：传染病发生时的防疫检查，并颁布防疫条例；强迫布种牛痘；以命令实行城市乡村的清洁运动；取缔一切防（妨）碍卫生的食品，如自死的牛羊猪，乱堆秽屑，任意屎尿等；禁止一切防（妨）碍卫生的举动，如房内喂鸡鸭，乱堆秽屑，任意屎尿等；指导城市住民设立公共厕所。②作成并公布关于苏维埃区域内住民及红军健康与疾病死亡者的报告。③关于卫生的科学的技术的调查。④关于中西医生的考试和登记。⑤关于中西药品的化验和登记注册。⑥关于饮料的化验，并颁布防（妨）碍公共饮料的禁令。⑦督促各级苏维埃对红军伤病兵很快的护送到医院。⑧禁止防（妨）碍卫生的各种宗教迷信，如包香灰抽药签等。⑨督促下级苏维埃和群众，对于死亡者很快的葬埋。⑩检查并监督下级卫生机关，对卫生法规的实施程度。⑪禁止麻醉毒药，如鸦片、吗啡等。⑫协助苏维埃政府，实行劳动法，减少童工及生产女工的工作时间，以保障其身体之康健。⑬保障医生对个别的医学验定的权力。

三、建设卫生防疫设施

湘鄂赣省苏维埃政府尽可能地为根据地军民建设必要的卫生设施。关于

① 《湘鄂赣革命根据地文献资料》第1辑，人民出版社，1985年版，第607～608页。

公共房屋建筑或修理时，指导建筑工师，以卫生方面的设计；指导城市乡村居民，建筑和修理房屋，使其适合卫生；建立城市和乡村公共卫生运动场，公共沐浴室，公共娱乐场等；建立城市和乡村公共医院；发现某种传染病时，设立临时防疫医院；帮助后方医院采办各种药材及设施；就各乡村的需要设立治疗所，实行不取酬的送诊；凡人民和红军的患肺结核病或花柳病者，应设法使其在治疗机关中，得到完全的治疗；关于治疗机关及卫生医品医药器具的设备，如建立药材合作社，制造各种药材等。

四、开展卫生防疫宣传

湘鄂赣省苏维埃政府十分重视卫生人才的培养和医药知识的普及宣传，制订了相应的计划。设立医学研究所，养成医学专门人材；关于母性幼儿青年的保护，实行青年卫生教育，特别是性的教育；设立产科学校；关于防疫及预防疾病的宣传如：灭蝇、灭蚊、灭鼠、消毒和灭病菌、清洁沟渠和房屋、自动禁止乱吐痰涎、指出疟疾痢疾霍乱结核等传染病的危险性；关于运动洗浴和正当娱乐的宣传；关于饮食品的卫生指导，如怎样防止食品发生细菌等；加紧破除有害卫生的各种宗教迷信的宣传；加紧反对乱交的宣传，指出乱交有害身体健康及衰弱种嗣的危险；经常发行关于卫生的刊物，如各种小册子，苏区各种报纸应别辟专栏，登载卫生常识。①

五、推动学校卫生防疫教育

湘鄂赣苏维埃政府在战争环境下积极推动根据地卫生建设。特别注意发动学生儿童进行卫生运动，省政府颁布的《学生公社组织法的原则》中规定："学生公社可设卫生委员会，由全体会议推举委员三人，由委员会推主任一人，负责督促卫生事宜。如学校公共卫生，个人卫生等。卫生办法：可由卫生委员会起草，全体大会通过，交卫生委员会督促执行。督促的分工，可由卫生委员会担任某一部分的公共卫生，或某一个学生的个别卫生。督促的方

① 《湘鄂赣革命根据地文献资料》第1辑，人民出版社，1985年版，第351～355页。

法亦用全体大会决定，应注意宣传竞赛奖励，预先防止的方法，少用惩办等事后处理的办法。”①

六、万载县卫生防疫的成功经验

在湘鄂赣省，万载县的卫生防疫工作是很突出的，他们制定的1932年6月、7月的工作计划十分具体。

（一）为强固阶级斗争的力量，实行预防疾病的卫生运动。

（二）出版卫生标语、传单、并尽量抄贴“集团卫生条例”和“农村卫生条例”。

（三）进行市政卫生工作。

（四）建立运动场和娱乐场。

（五）切实执行中华苏维埃共和国人民委员会对苏维埃区域防疫条例。

（六）针对着苏区实际情形，切实执行省苏卫生部所颁布的“农村卫生条例”。

（七）针对着各学校工厂机关等，切实执行省苏卫生部所颁布的集团卫生条例。

（八）立即进行领导群众捕蝇灭蚊运动，并须作竞赛以捕蝇灭蚊（以每处蚊蝇多少为标准）多少优劣，此一运动，应做到秋季（八月）。

（九）发动群众畜猫，及填塞鼠洞等。

（十）全县各区乡的中医，应实行检定，如实系不明医学者，应停止其在群众中行使或介绍其到医学训练班再从事学习。

（十一）县区驻地，应依照一切卫生办法实行，建立卫生运动的模范乡。

（十二）组织儿童检查卫生队，函请少共儿童局帮助执行。

① 《湘鄂赣革命根据地文献资料》第1辑，人民出版社，1985年版，第76～79页。

（十三）这一工作计划，于6月1日至7月底完成，各区卫生部于执行期满后，应作一书面报告到县卫生部来，以便检阅比赛，再转报省卫生部。①

落实计划中，儿童卫生检查队的办法很有效果，引起省里重视，省苏维埃政府很快把这一做法推广到全省，特发通知，要求举行卫生竞赛并组织儿童卫生检查个人。“各级卫生部必须举行竞赛。竞赛方式，由各级卫生部按照当地实际情形定出竞赛条例，要使机关与机关竞赛，乡与乡竞赛，区与区竞赛。同时各机关应动员到群众家内去，举行大扫除的清洁工作要实际的去影响群众讲究卫生。同时各级卫生部为要明了各革命团体及各革命群众的执行程度起见，应在定出条例后，马上组织儿童卫生检查队。”②

① 《湘鄂赣革命根据地文献资料》第1辑，人民出版社，1985年版，第527~538页。

② 《湘鄂赣革命根据地文献资料》第1辑，人民出版社，1985年版，第111~112页。

第五章

闽浙赣革命根据地的卫生工作

闽浙赣革命根据地，福建、浙江、安徽、江西四省交界地区，亦称闽浙赣苏区，是土地革命战争时期由方志敏、邵式平、黄道等领导的弋阳、横峰起义的基础上逐步创建发展起来的。其游击区先后包括江西的弋阳、横峰、德兴、贵溪、余江、万年、上饶、铅山、玉山、广丰、乐平、浮梁（含景德镇）、都昌、湖口、波阳、彭泽、余干、东乡、婺源、资兴、金溪、福建的崇安、建阳、邵武、光泽、浦城，浙江的江山、开化、瑞安、庆元、景宁，安徽的祁门、休宁、太平、泾县等五十余县的部分地区，人口100余万。

闽浙赣革命根据地有着光荣的革命传统。在第一次国内革命战争时期，在江西的弋阳、横峰、贵溪和闽北的崇安等地就建立了党组织。1927年，弋横地区在党的领导下开展了声势浩大的抗债抗租斗争。1928年1月，农民革命团揭开了弋横农民起义的序幕，这年冬，中国共产党信江特委成立，以弋阳、横峰北部山区为中心的革命根据地形成。在这一年的10月，福建崇安县农民起义组成的游击队，开始了创建闽北革命根据地的斗争。

1929年10月，信江苏维埃政府成立，方志敏任主席。不久，成立了中共赣东北特委，唐在刚任书记。1930年7月，信江革命根据地和闽北革命根据地合并为赣东北革命根据地，闽北党组织划归赣东北特委领导，同时成立了工农红军第十军，周建屏任军长，胡庭铨任代政委，不久邵式平任政委兼前委书记。1930年11月，中共赣东北省委成立，唐在刚任书记；同时赣东北省苏维埃政府成立，方志敏任主席。1932年年底，根据地扩大到闽浙赣皖四省，中共赣东北省委和省苏维埃政府改称闽浙赣省委和省苏维埃政府。1934年11月，红十军同寻淮洲、乐少华率领的红七军团（北上抗日先遣队）合编为红十军团，刘畴西任军团长，乐少华任政委，同时成立了军政委员会，方志敏任主席，继续担任抗日先遣队的任务。先遣队在转移中因遭优势敌人围攻而失败，余部在粟裕、刘英等领导下突围到浙南地区，开辟了浙南根据地，坚持了三年游击战争。闽浙赣革命根据地被国民党军占领，根据地变为游击区。

第一节　医疗卫生事业的建设与发展

一、筹建各级医疗机构

1928年6月，方志敏、邵式平领导的赣东北红军大战金鸡山，粉碎了敌人对弋（阳）、横（峰）苏区的第二次局部“围剿”，开创了赣东北苏区迅速向四面扩展的新局面，随着武装斗争的开展，急需筹建医院为伤病员治疗。因此方志敏亲自委任李长先同志筹建红军医院。[①]

李长先接受任务后，来到弋阳九区，物色了一位老武术师傅杜振芳，由他为主治医师，在弋阳县烈桥乡仙湖村塒背，于7月下旬创办了“赣东北红军医疗所”。杜振芳是江西高安县人，自幼操练武术，粗通医道，如枪伤、跌打损伤他能拿出一套应急办法，为了迅速组建医护队伍，培养根据地自己的医务技术人才，医疗所招收了4名农家子弟当学徒，他们是横峰县青板乡徐村的胡广财、胡广买，弋阳县烈桥乡仙湖村的刘济铭，还有一名是广东人。

医疗所设在村内的一所老祠堂里，厅堂里摆上20几张竹床，作分病床。医疗上完全靠土医土药，中草药由杜医师自行煎制。就这么一个缺医少药、条件极为简陋的医疗所，却受到党和群众的大力支持。区、乡苏维埃组织妇女慰劳队来所，替伤员洗衣裳、缝被子、换床单，给重伤号喂饭、擦身子，尽一切可能精心护理伤员。从医疗所成立到1928年年底，

① 杨云：《方志敏的创举——赣东北红军医院》，《党史纵横》1995年第6期。

就靠土医草药和医护人员的努力工作，先后有200余名红军指战员伤愈归队。

1929年春，白军进攻频繁，医疗所被迫转移到弋阳磨盘山的丁山一带。这里山高林密，天晴还可以，一旦下雨，医生、护士、伤病员一个个都湿漉漉的。敌人频繁地进攻、围山、放火，有时一天就得搬几次家。为转移方便，医疗所设计了一种土担架。两根长毛竹，由两根一肩宽的木段框定，框子中间有规则地缠棕榈绳，结成绳网。这种土担架重量轻，流动治疗极为方便。到宿营地，两条板凳一搁，充当病床；一有情况，抬起就走。同年6月，赣东北红军连打几次胜仗，形势开始好转。7月初，伤病员陆续集中转到弋阳磨盘山西潭庙。此庙地处深山，环境幽静。7月底，红军在铅山河口镇缴获很多药品和物资。更重要的是镇上的医师何秀夫，被连人带家属和药品、医疗器械，全都请到根据地来，方志敏同他多次交谈，晓以大义，动员他参加革命工作。何秀夫毕业于福建厦门医科大学，擅长外科，正是红军所需要的，因而担任了即将成立的赣东北红军医院院长。8月中旬，赣东北红军医院成立，医师有何秀夫、杜振芳等10余名，专职看护生与勤杂人员共上百人，病床有250多张。

1930年，红军先攻克河口镇、景德镇、乐平、波阳、湖口、都昌、彭泽、安徽的至德、秋浦。在攻克景德镇时，开私人医院的邹思孟，连人带药品及所有的医疗器械，全被搬到根据地来。攻克秋浦时，动员了县立南门岭高等学堂32名学生来到根据地，他们都被安排在医院工作。邹思孟早年毕业于日本千叶医科大学，医术高明，闻名遐迩。特别是他带来私人医院一套正规、完备的医疗器械以及他个人在外面的社会关系，为发展根据地医疗卫生事业带来很大帮助。

红军部队不断地发展壮大，根据地人口的激增，红军医院远远适应不了需要。因此，在红十军里师设医疗队，团设医疗组随军行动，不能处理的送医院，即使这样医院也容纳不下。1930年8月，赣东北红军医院由西潭庙迁驻仙湖村，规模扩大几倍。仙湖村被征用做医院的房屋修缮一新，医疗室分外科、内科、伤科，住院部的病床达500余张。还改建了一个比较符合卫生要求、技术标准的手术室。“医生勉强够用，但也是缺乏”。[①] “红军总医院还在弋阳、横峰、德兴、贵溪建立了四个分医院，野战部队师团设卫生队”。[②]

为了保证苏区人民的健康，赣东北省苏维埃政府设有卫生部（科），有专职干部四人；在县、区、乡有卫生委员会负责具体工作；同时建立了省工农医院，设在横峰县葛源村文昌宫；在各县“开办了32家工农药店，廉价卖给群众治病，并收土药出口，并设立工农诊断处，免费替群众诊病。在葛源设立工农医院用西药医治群众的疾病。”[③]

二、制定医院岗位责任

医院的责任制度极为严格。无缘无故地死去伤员，必定严肃追究，一查到底。伤病员平时由看护生与学员护理，分片包干，落实到人，进院出院，负责到底。院方实行定期检查，民主评定，按伤员伤愈归队实绩分成三等。轻伤员定期出院40%，重伤员定期出院20%～30%，特重伤员定期出院5%～15%。定额出院任务完成好的“坐飞机”，差的“背乌龟”。张榜公布，不讲情面。这样，一批批伤病员基本上能按院方计划伤愈归队。

三、加强医务人才培养

闽浙赣省苏维埃政府非常重视医护人员队伍的建设，在赣东北红军医院成立之后，就筹划创办了卫生学校，以迅速培养医务人员，为根据地医疗卫生事业的发展准备人才。

1930年10月18日，赣东北苏区卫生学校在红军医院驻地弋阳仙湖村成立，这是我党创办的最早的卫生学校。方志敏、邵式平在成立大会上，勉励学员学好本领，为巩固苏维埃政权服务。学校成立不久，红军攻克安徽秋浦县城，动

---

① 涂振农：《给中共中央的报告（1932年11月20日）》，《闽浙皖赣革命根据地（上）》，中共党史出版社，1991年版，第504页。

② 刘济民：《赣东北红军医院的创建壮大（1932年11月20日）》，《闽浙皖赣革命根据地（下）》，中共党史出版社，1991年版，第186页。

③ 《方志敏文集》，人民出版社，1985年版，第303页。

员了县立南门岭高学堂32名学生加入卫生学校学习。这批学员文化基础好，学习进步快，毕业后成为红军医院的骨干力量。卫校共有学员240余名，校长邹思孟，政委邵伯平。设外科、内科、战伤科。外科主任教员何秀夫，内科主任教员邓怀民，战伤科主任教员邹思孟。教材由各科主任教员编写。

卫校为适应战争环境需要，全部实行军事化。清晨军号一响，列队点名操练。上午，按教学计划与课程，分科下病室查病，并在各科主任教员的指导下进行临床实践。教员言传身教，针对性强，学员易于接受，学得快，印象深。查房后便分科集中上课，讲授基础理论知识。下午下病房处理伤病号，傍晚集体清扫卫生。晚上学员各自写出学习心得与思想汇报，然后按班集中小结。1931年10月初，卫生学校开始进行人体解剖教学。用的是被苏维埃政府判处死刑的反革命分子的尸体。由外科主任教员何秀夫主刀，校长邹思孟主讲，从头部、胸腔、腹背、四肢关节、骨骼、肌肉依次解剖讲解，学员边看边听。学校教学强调理论联系实际，在实践中学，在实践中用。一些胆大心细的学员，在老师的指导下，教学期间就学会了做截肢、剖腹等手术。战伤课时常进行战场救护模拟训练。待学员掌握要领后，由老师带队上前线，在战场上学习救护。

1932年春，赣东北苏区卫生学校的第一批学员全体毕业。除少数留在赣东北省红军医院总院工作外，其余先后分配到赣东北红军（红十军）各连卫生队；横峰县青板第一分院、德兴县双溪第二分院、横峰县龙门第三分院、德兴县小梅坞第四分院工作。这四所分院及时接纳医治了不少军队和地方的伤病员，为减轻总院压力，普及发展赣东北苏区的卫生事业，作出了很大贡献。

四、规范药品管理

1931年赤白贸易路线开辟后，进口了大量的药品，其中最为珍贵的是麻醉剂。一些白区工作者和红色采办员为此甚至付出了生命。由于敌军的军事“围剿”和经济封锁，医药用品在日常工作中还是不够用，须辅以土制药品替代。如用乡间的土蜂黄腊、麻油按一定比例加火熬煎，加入硫黄、硼酸，熬制成各种软膏。1932年，上饶发生了瘟疫，死亡七八百人之多，“省苏曾捐助三百元药费，并派了几次医生去诊”。[①] 1933 年 1 月 10 日，闽浙赣省苏维埃执委主席方志敏在《闽浙赣省苏维埃执行委员会对全省选民工作报告书》中痛心疾首地回顾 1932 年由于敌人封锁药品，购买痘苗困难，许多人因此没有种痘，导致天花传染，“死了一千几百个孩子，真是可惜可恨”。为此，在财政极其紧张的情况下，他“严令卫生部大批购买疫苗，施种牛痘，防止天花传染。”[②] 针对暑期将至，疫病容易流行，他代表苏区政府作出决策：“提拨一万元，拿来买暑天的防疫药品”；[③] “省苏要集中桥会路的谷子，卖出一批款子来，购买暑天的药品，如皮寒丸、痢疾药、痧药及医毒疮的药。省苏严厉督促省苏卫生部积极进行，不过帝国主义国民党封锁药品也很严厉，致有许多卫生计划难以实现，这使我们更加明白，只有消灭国民党，我们一切工作才能顺利地进行。”[④]

五、明确医院全民服务的宗旨

红军医院亦是全民医院，苏区干部、群众也在此就诊治疗。1928 年 8 月，赣东北红军医院有了正规的医师、基本的医疗器械和根据地军民利用一切关系采办的各种药品，这时已能进行截肢、开刀、从伤口内部取出弹头、弹片等手术。一天，医院接到漆工镇乡政府报告，一产妇分娩两天，胎儿尚未娩出。何秀夫带了一名医助和两名女看护生，骑马赶到产妇家里，做了“侧切”手术，使婴儿与产妇双双得救。此事很快在苏区传播开来。老百姓纷纷传道：“啃，这么有本事的救命医生，都让方主席（方志敏任赣东北特区苏维埃政府主席）给请来了，不但为带人花的子弟兵治伤，还搭救老百姓性命，方主席当真有办法。”这例手术的圆满成功，引起了苏区党政军领导的高度重视，同时密切了医院与当地军政、军民关系。军民都甘愿尽自己的一切努力，支持红军医院工作。各乡、村青妇部轮流组织青年妇女，前往西潭庙医院驻地慰

① 《方志敏文集》，人民出版社，1985 年版，第 304 页。
② 《方志敏文集》，人民出版社，1985 年版，第 304 页。
③ 《方志敏文集》，人民出版社，1985 年版，第 300 页。
④ 《方志敏文集》，人民出版社，1985 年版，第 304 页。

劳伤病员。同时组织民工用锄头柴刀，拓开过于崎岖的山路。昔日的西潭庙，冷落荒凉，如今红军医院驻扎在这里，热闹非凡。

医院在苏区军民的大力支持下，医疗条件日益改善，逐渐向正规化方向发展。

第二节　卫生防疫工作的全面开展

一、开展卫生防疫运动的重要性

赣东北苏区东南北三面环山，西面临水，中间丘陵广布，由于气候温暖，光照充足，雨量充沛，无霜期长，有利于各种微生物及动、植物的生长，多种病原菌、中间宿主、媒介生物都有良好的生长环境，繁殖快，分布广，流行着疟疾、痢疾、伤寒以及丝虫病（冬瓜脚）、天花（痘疮）、血吸虫、疥疮等传染性疾病。创建根据地必然面临的客观情况，根据地领导人有清醒的认识。1931 年 9 月，中共赣东北省委召开的第一次代表大会指出："试一检查东北苏区群众的疾病率实足惊人，这都是由于苏维埃忽视卫生运动的结果。各级苏维埃，应从速增设卫生委员会或卫生委员，切实进行卫生运动！首先要打倒目前还在进行的'无产阶级要龌龊''生疮的是真革命'一些卫生的宣传，要灌输卫生常识于一般劳苦群众，使他们自己起来，注意个人和公众的卫生，以减少疾病和死亡。"卫生防疫工作与对敌军事斗争一样重要。[①] 方志敏同志强调说："须知卫生与斗争是不能分开的，我们身体不强健，不能生产，也不能斗争，而且生出疾病来，还要他人服侍，妨碍他人的生产与斗争，所以我们群众，要打破不相信卫生学说的错误观念，要依照卫生部说的话去做。"[②] 闽浙赣苏维埃政府克服困难挖掘一切条件，为根据地军民治疗疾患外，发动了持久的卫生防疫运动。

---

① 《中共赣东北省委第一次代表大会关于苏维埃工作决议案（1931 年 9 月）》，江西省档案馆《闽浙赣革命根据地史料选编（上册）》，江西人民出版社，1987 年版，第 297 页。

② 《方志敏文集》，人民出版社，1985 年版，第 304 页。

二、开展全员卫生防疫运动

疾病的流行必须具备传染源、传播途径和易感人群三个环节，因此防治措施体现在加强对这三个环节的管控上。最基本的就是要做好卫生清洁工作。赣东北苏区建立了一套卫生防疫措施，基本举措就是结合群众的生产生活开展持久的卫生运动，结合农业施肥，坚持经常进行村前村后、屋内屋外全面清扫，具体就是清洁环境，清洁个人，暑期开展灭蚊、灭蝇、杀鼠运动，省苏卫生部组织开展“清洁运动”“卫生运动周”，并进行家与家、村与村、乡与乡的卫生竞赛，每周进行卫生检查，好的受到表扬，差的受到批评。

赣东北“苏维埃政府时时刻刻在想着如何去改善群众的生活，使群众生活日渐向上。”[①] 作为省苏维埃政府主席的方志敏，亲自布置卫生防疫工作，动员苏区干部群众开展清洁卫生运动，过问药品采购事项。他要求苏区群众“住的房子，穿的衣服，吃的东西，都要十分清洁，特别是暑天更要清洁，要灭蝇灭蚊，卧房里的尿桶要移到房外，以免臭气难闻。生冷的东西不要乱吃，生病要到医院或药店里去医，不要请夜菩萨叫魂，这完全是封建迷信。”[②]

在开展卫生运动时，做到人人参与，不留任何隐患，对易感人群特别注意防患。过去苏区对边境地区因常受敌威胁而来避匪的一万多名革命群众采取的做法是由苏维埃设立招待所统一供给伙食。“这样一来，避匪群众，因一天到晚都不劳动，营养又贫乏，以致体力、精神都日益削弱，生病、生疮几成普遍现象，政府又花大量款子增加开支。省苏政府有感觉到过去那种办法是错误的，乃决定将避匪群众一家一家的或一个一个的分散在各村居住，与当地群众同样分田，同样参加生产和斗争”，结果是“他们不依靠政府的供给，自己劳动生活。他们的身体，因劳动日益健全起来，生活也很好了。”[③] 针对劳动感化院中服刑的犯人，苏区政府作出决议规定“犯人的卫生或清洁应得到特别的注意。每星期要举行卫生的检查，清除虱子，发动犯人反不卫

---

① 《方志敏文集》，人民出版社，1985 年版，第 88 页。

② 《方志敏文集》，人民出版社，1985 年版，第 304 页。

③ 《方志敏文集》，人民出版社，1985 年版，第 304 页。

生斗争，以强健犯人的身体。如犯人中患传染病的应另外居住，犯人的疾病，由院内请医生诊治；要是重的病，或者医药费太贵，可通知犯人家属出钱医治。”① 由此可见赣东北苏区开展卫生防疫运动的广度和深度是前所未有的，真正体现了苏区政府以人为本，关心民众切身利益，为民办实事的宗旨和高效的组织能力。

三、制定卫生防疫法

赣东北苏区流行的疾病，如疟疾、痢疾、丝虫病等几乎均与水污染有关，军民用水往往在一条河中或者在一眼池中淘米、饮水、洗菜、洗衣，夏天洗澡乃至洗刷便桶，极易造成饮用水的污染，因而一旦有疫病发生，特别是消化道的传染病，非常容易造成大面积流行。所以保持水质的清洁是相当重要的防治措施。对于群众长年形成的不良卫生习惯，只靠单纯说服教育是不行的，尤其是为维护公共利益，必须通过立法来确保。为此，1931 年 5 月 19 日颁布的《赣东北特区苏维埃暂行刑律》，在第十二章妨害饮料水罪第九十五条至一百条均是规定对污染饮用水者的惩罚。如第九十五条规定：污秽给人所饮之净水，因而致不能饮者，处五等有期徒刑或拘役。为加强饮食卫生管理以及防止庸医危害群众，第十三章妨害卫生罪第一百零一条规定：“知情贩卖有害卫生之饮食物饮食之用器或孩童玩具者，处其卖价 2 倍以下卖价以上罚金，若两倍之数未满 50 元，处 50 元以下卖价以上罚金。”第一百零二条规定：“未受政府之允准，以医为常业者，处三等以下有期徒刑，100 元以下罚金。”② 这反映了苏维埃政府依法执政的理念。

四、加强卫生防疫宣传

闽浙赣苏维埃政府在组织深入的卫生防疫运动同时，利用各种媒体和形

---

① 《关于劳动感化院工作决议（1933 年 3 月 11 日）》，《闽浙皖赣革命根据地（上）》，中共党史出版社，1991 年版，第 592 页。

② 《赣东北特区苏维埃暂行刑律（1931 年 5 月 19 日）》，《闽浙皖赣革命根据地（上）》，中共党史出版社，1991 年版，第 315 ~ 316 页。

式展开宣传，大力普及卫生常识。当时赣东北苏区报刊，“出版了许多卫生宣传的画报与传单，”① 报纸主要有《红色东北》《列宁青年》《工农报》《工人特刊》《红色画报》等，同时还发行宣传单。利用这些发行量大的媒体，向群众普及卫生常识。1931 年 10 月间，还组织工农剧团上演独幕剧《检查卫生》，讲的是一对夫妻带一个 7 岁的孩子因不讲卫生，全家人都生了满身疥疮受到卫生检查员的批评教育。“剧情很简单，十几分钟便演完了，但对群众的教育意义却是深刻的。”② 方志敏和邵式平等都曾观看该剧演出并给演员以表扬。苏区政府还组织化装宣传队、举办短训班，广泛宣传卫生常识，使之家喻户晓。血的教训使苏区政府深刻地认识到“卫生运动，同样是重要工作之一，对于强健工农群众的体力，增强他们的斗争力，以有力地进行革命战争，要开展卫生运动，必须将卫生工作的重要与普遍需要的卫生知识，用画与浅显的说明，灌输于群众的头脑中去，逐渐转变他们反卫生的观念与旧的生活方式。各级卫生部长与委员，应加强学习，要具有比较充分的卫生知识。”③ 把卫生常识编成通俗易懂的教材、歌谣以达到教育的目的。方志敏、黄道、邵式平都曾参与为工农夜校编写教材《工农读本》的工作。《工农读本》全套共四册，从 1932 年 1 月开始印刷发行，到 1933 年 3 月 2 日出版第四册。其中有不少课文是宣传卫生常识，号召群众革除不讲卫生，有病不看却求神问卜的不良习惯。第二册第三十八课：清洁；第四十四课：扑灭蚊蝇；第四十五课：迷信的结果；第六十四课：害人的东西；第七十二课：防止疥疮；这些课本文字通俗生动，易懂。《工农读本》印成 64 开本，便于携带，苏区青壮年几乎人手一册。④

各级苏维埃政府把普及卫生常识工作纳入到中心工作中来并加强检查落

---

① 《方志敏文集》，人民出版社，1985 年版，第 303 页。

② 钱荣花.《赣东北省工农剧团》，《闽浙赣革命根据地（下）》，中共党史出版社，1991 年版，第 195 页。

③ 《闽浙赣省第二次工农兵代表大会听了省苏执委工作报告后的决议案（1933 年 3 月 23 日通过）》，《闽浙皖赣革命根据地（上）》，中共党史出版社，1991 年版，第 620 页。

④ 政协江西省横峰县委员会文史资料研究委员会编：《横峰文史资料》第 1 辑，1987 年，第 141 ~ 186 页。

实，防止走过场。1933年5月，方志敏亲自起草的《怎样做乡苏维埃工作》一文仍然将“卫生运动”作为“目前的中心工作”，规定乡苏维埃政府“要注意发动群众注意清洁、灭蚊、灭蝇、杀鼠，减少疾病，防治暑疫，健全群众斗争的体格”。[①]

赣东北苏区卫生防疫事业在艰苦的战争环境下，由于党和苏维埃政府高度重视，组织有序，措施得力，从无到有，军民的疾患得到医治，很快就收到了相当的成效。1932年，闽浙赣省委常委、宣传部长涂振农在给中共中央的报告中写道：“对于疾病，今年减少了90%”。[②] 通过卫生防疫运动把卫生知识灌输到群众的头脑中去，逐渐转变了他们不讲卫生的观念与旧的生活方式。“许多群众特别是妇女群众，接受了苏维埃的号召，都将房屋打扫干净，衣服换洗很勤，注意清洁卫生。”[③]

---

① 《方志敏文集》，人民出版社，1985年版，第299页。

② 涂振农：《给中共中央的报告（1932年11月20日）》，《闽浙皖赣革命根据地（上）》，中共党史出版社，1991年版，第511页。

③ 《方志敏文集》，人民出版社，1985年版，第303页。

第六章

湘鄂西革命根据地的卫生工作

湘鄂西革命根据地，位于湖南、湖北两省的西部边界地区，包括洪湖、湘鄂边、襄枣宜、巴兴归等革命根据地，是第二次国内革命战争时期割据范围最大的三块红色根据地之一。鼎盛时期，湘鄂西革命根据地曾覆盖58个县市，拥有2万正规红军和近5万地方武装。

湘鄂西革命根据地有着光荣的革命传统，早在大革命时期，在武汉、长沙、宜昌和常德等地加入中国共产党和共青团的湘鄂西地区的革命青年，先后被党组织派回湘鄂西开展革命工作。1927年年底，贺龙、周逸群等奉中共中央指示前往湘鄂西发动革命。1928年年初建立了中国共产党湖北沔阳工农革命军第五军，领导了荆江两岸的监利、石首、华容、南县等地的年关暴动和桑植起义。7月初，根据中共湖南省委指示成立了以贺龙为书记的湘西前敌委员会，当地的工农武装正式整编为红四军。1928年年底至1929年春，红四军相继攻克建始、鹤峰、桑植等县城，开辟了湘鄂边根据地。与此同时，周逸群转至洪湖地区领导武装斗争，建立了分别由段德昌、段玉林领导的两支较大的游击队。1929年这两支游击队编为鄂西游击总队，1930年春又改编为红六军，随后开辟了洪湖根据地。1930年7月，贺龙率红四军与红六军会师公安城，红四军改称红二军，两军组成红二军团，贺龙任总指挥，周逸群任政委，湘鄂边、洪湖两个根据地亦随之连成一片。1931年3月，中共湘鄂西中央分局成立，夏曦任书记。同月，红二军团改成红三军，转战鄂西北，创建了鄂西北根据地。到1932年夏，湘鄂西根据地发展为包括洪湖、湘鄂边、襄枣宜、巴兴归根据地，以及鄂西北的均县、房县、谷城、保康等二十多个县的地区，红军和地方武装发展到三万余人。1932年秋，由于“左”倾教条主义者的错误指导，红军未能粉碎国民党军对湘鄂西根据地的“围剿”，被迫撤离湘鄂西。1933年1月，红三军转战到湘鄂边，曾部分恢复湘鄂边苏区，但继续推行“左”的方针，致使红军难以粉碎敌人的进攻。1934年6月，红军再次撤出湘鄂边苏区，转至黔东地区，全军仅剩下3000人左右，至此，湘鄂西根据地全部丧失。10月，红三军与任弼时率领西征的红六军会师于贵州东部印江县木黄地区，开始了创建湘鄂川黔新苏区的斗争。

第一节　医疗卫生工作的创建和发展

一、红四军艰难地创建根据地医院

红四军组成后，攻克建始、鹤峰县城，在龙山、宣恩、五峰、长阳、石门等地建立县区两级政权。1929 年 5 月，占领桑植县城，桑、鹤两县连成一片初步形成了湘鄂边革命根据地。这时，红四军还没有建立卫生组织，轻伤随队，重伤放在群众家中养伤，用中医、中药治疗。开始时部队没有卫生组织，只有几名中医，由杨云阶负责，平时看门诊，战时做简单的救护包扎。在樟耳坪战斗中，部队伤亡 300 多人，[①] 由于没有卫生人员，贺龙曾亲自给负伤战士敷过药。病员轻的随军，重的就地安置。在横塘湾一次就安置了 30 多名重伤员，情况紧急时由群众背到山上隐蔽。所有伤病员都用中药治疗，懂些中医中药知识的军政干部也给伤病员看病。[②]

1929 年 2 月，鄂西特委从部队中抽调出 3 名在中药铺当过学徒的战士，成立了一个卫生队。同年 5 月，攻克沔阳峰口镇和桃仙镇后，动员当地开业的中西医各一人参加红军，又用一千元大洋购买了药品，办起了湘鄂西苏区最早的医院——沔阳红军医院。[③] 这个医院后来成为湘鄂西游击总队卫生队和独立一师野战医院的基础，红六军成立后，成为红六军的后方医院。同年 12 月，又在江陵沙岗附近成立了一个小型医院，人员很少，条件也差，只能收治十几名伤病员，待洪湖根据地创建后，该院迁至洪湖的瞿家湾，得到了武

① 《中国工农红军第二方面军战史》，解放军出版社，1992 年版，第 25 页。

② 《湖北卫生志资料选编》1985 年第 7 辑，第 10 页。

③ 《湖北卫生志资料选编》1985 年第 7 辑，第 20 页。

汉地下党派来的张典吾（曾留学德国）、李谷生（北伐战争时，曾在贺龙的独立十五师当过军医）、汪伯洋、张济（都是医学科班出身）等医务干部的加强，医院情况大有好转，具备了收治条件；同时，又从部队抽调了十多名青年士兵来医院学看护，医院规模扩大，分为两部，一部收伤员，一部收病员，把伤员与病员分开收治。伤病员最多时达到三百多人。院部下设药房和担架排，成为洪湖地区的医疗救治中心。①

二、红二军团改建和扩大洪湖医院

1930年7月，由贺龙、周逸群领导的红四军和红六军于湖北公安县会师后，合编为红二军团，红四军改称红二军，红六军番号未变。红二军团成立后，部队扩大，战斗任务加重，前方需要随军行动的医院，因此便把洪湖医院一分为二：一部分组成野战医院，院长张典吾，新培养出来的青年当看护，随红军行动；另一部分仍留在原地，改称后方医院，由李谷生任院长，医生有汪伯洋等，后来改为军委医院，由省委领导。工农政府对红军及其伤病兵的优抚工作很重视。1930年9月底，在监利县召开的湘鄂西工农兵第二次代表大会上，通过了《优待红军家属及抚恤伤亡实施条例》，包括生产、生活、疾病，抚恤、慰问等共九条。其中有："各级政府办伤兵医院，收容受伤的红军将士""在战时动员群众组织担架队，转送伤亡将士""发给受伤将士抚恤金""残废士兵由政府负责分配工作，并维持其生活"等。这些条例的规定与实施，对巩固和扩大红军以及做好伤病员的收治工作，都有重大意义与影响。

1930年10月，红二军团也曾奉命参加了攻打长沙的作战，结果受到严重损失，特别是红六军的减员，几乎达四分之一。对进攻长沙作战下来的这一大批伤员，由于野战医院也受到了损失，只能分散安置在群众家中以解决食宿与照护，由医护人员巡回治疗，保证了部队的顺利转移。待撤出战斗后，立即对野战医院进行了补充与整顿，改为红二军团总指挥部的野战医院，红

① 贺彪：《湘鄂西初期的卫生工作》，《苦斗十年（上）》，解放军出版社，1989年版，第224页。

二军的伤病员也归这个医院收治，任务更加艰巨。12 月 1 日，红二军再次进逼津市、澧县，仗未打好，无法对发生的伤病员进行就地安置，因此总指挥部命令红二军于 12 日攻占了公安，掩护伤病员返回洪湖根据地，由军委总后方医院收治。[①] 至此，红二军团的南征以失败结束。

在攻打长沙时，红六军的野战医院曾派出一支先遣队随军行动，在不打仗时负责购买中西药材，运往后方医院。由于红六军在长沙外围解放了许多重要城镇，所以买到的药材不少。买药时，都是现金交易，分文不少。对帝国主义分子和反动派办的医药机构，则事前要经过政治部门的严格审查与批准，采取没收的办法。

红二军团成立后，又在鹤峰平山建立了湘鄂边医院，由张济任院长，设有医务处、住院处、药物股、经济股、手术室、药房等机构，收容二百多名伤病员。1931 年 8 月，五峰反动团防进犯平山，医院化整为零，在游击环境下坚持完成收治任务，于第四次反"围剿"时，该医院大部分工作人员和伤病员罹难。

三、红三军建立军医部，扩建洪湖苏区医院

1931 年 10 月，红三军从鄂西北返回洪湖苏区潜江后，相继攻克了沙洋、后港、十回桥、皂市等地，并击退了川军的进攻，使主力部队发展到 15000 余人，洪湖苏区得到恢复与发展。这时，留在鄂西北房县医院的人员也分批回到洪湖，与根据地医院会合，医院力量也有了壮大。1932 年 1 月至 3 月，红三军乘敌主力集中于平汉路以东的时候，先后取得龙王集、文家墩等战役的胜利，共歼敌两个旅、一个团、六个营，缴枪 5000 余支及大批军用物资。在这一胜利面前，夏曦控制的湘鄂西中央分局不顾主客观条件，硬是命令红三军进行大规模的平地战、城市战，"为夺取中心城市而斗争"，以致强攻京山未克，部队遭到很大伤亡。3 月底至 4 月初的瓦庙集战役和杨家场战役，虽

① 《贺彪谈话记录》，《后勤史资料选编（3）》，北京金盾出版社，1993 年版，第 358 页。

然毙、伤、俘敌人2800多人，但自己却付出了伤亡3500余人的代价。① 然而，在收治这一大批伤员的过程中，仍显示了红军卫生工作的组织水平与医疗能力。

1932年春，随着湘鄂西革命军事委员会的成立，作为卫生领导机关的军医部也建立起来，由李谷生任部长，汪伯洋任医务主任。② 军医部成立后的第一件事，就是着手扩建洪湖后方医院，把从鄂西北房县回来的医务人员，同洪湖医院的人员合在一起，建立了洪湖总医院和四个分院以及两个伤残人员休养院。总医院设在邓家墩，李谷生兼院长，李醉白任医务科长，第一、二分院仍设在瞿家湾，第三、四分院设在监利县的柳关，伤残人员休养院分别设在瞿家湾和新墩。此外，还有监利、沔阳、潜江、石首、华容、川阳等县工农政府为收治红军伤员而设立的县红军医院共七所。这样，在洪湖地区，就形成了一个后方医院群。医院的病房，大都是借用的民房和没收地主的房屋，共可收容二三千名伤病员。为了加强总医院的收治力量，将医疗技术较高的张典吾等医生从红二军调到总医院工作。总医院设立了内科、外科、手术室、药房、消毒室等。手术室的设备也比较齐全，有准备间、手术间、器械敷料间和灯光照明等，负责收治重伤员，成为洪湖苏区的医疗中心。瞿家湾的第一、二分院，一个收治轻伤员，一个收治轻病员，还兼负从部队转来伤病员的分类工作。柳关的第三、四分院，一个收中等伤员，一个收传染病员（包括疥疮、下腿溃疡）。③

由于形势的相对好转，医院环境优美，人员又比较齐全，所以收容治疗工作能做到有条不紊地展开。在医院管理方面，也有了明显的改进，政治工作显著加强，党支部经常召开会议研究医院的各项工作和治疗问题；出版了油印的《医院小报》，及时表扬好人好事，交流经验，互通情况；成立了伤病员委员会，协助医院对伤病员进行管理，反映伤病员的意见和要求；在医务人员中建立了党团组织和工会，不断进行政治时事教育，经常排演节目，开

① 《中国工农红军第二方面军战史》，解放军出版社，1992年版，第134、139页。

② 《贺彪谈话记录》，《后勤史资料选编（3）》，北京金盾出版社，1993年版，第231页。

③ 《湖北卫生志资料选编》1985年第7辑，第31~32页。

展文娱活动。总医院还成立了军医训练班，抽调医院和部队医务人员轮训，结合临床学习，医疗技术提高很快。在药材方面，经常通过汉口地下党的关系，从新堤转运站送些药品来；[①] 在沔阳还建立了一个能生产敷料的绷带厂，解决绷带、纱布等供应，并能自制消毒用酒精。对预防工作也给予重视，在收容上做到了将传染病与一般疾病患者分开，还在柳关附近建立了一个生物制品所，能生产牛痘疫苗等预防制剂。几个医院的卫生工作也好，有要求、有检查评比，多次受到军政首长的表扬，被誉为卫生先进标兵。由于以上各项工作都比较正规，所以治疗效果也好，治愈率很高。

在完成收治任务过程中还有一个重要因素，就是群众的大力支援。1931年12月31日湘鄂西总工会发出的“拥护和扩大红军，保证红军给养”的公告中，要求群众组织担架队、洗衣队、慰问队，有计划地进行“拥红”工作。1932年3月，总工会又发出通告，动员群众帮助红军解决物资困难，携带肉、蛋等食品和日用品到医院去慰问伤病员，解决了医院不少困难。这一时期，是洪湖苏区医院的发展时期，同时也是部队卫生工作的发展时期。红三军卫生处就是在这时成立的，由贺彪任处长。

第二节　战时医疗救护工作

一、三次反“围剿”时期的医疗救护

1931年3月27日，根据中共中央指示成立了夏曦为书记的中共湘鄂西中央分局，统一领导全区党、政、军、民工作。红二军团改编为红三军，贺龙任军长。苏区红军在贺龙、段德昌等同志率领下奔波转战，打击敌人，部队的医疗卫生工作也在战争中得到坚持和发展。

1931年，蒋介石调集了敌三十四师等七个旅的兵力，准备分三期对我洪

① 《湖北卫生志资料选编》1985年第7辑，第20页。

湖根据地进行“围剿”。第一期即第一次，以江北为重点；第二期即第二次，以江南为重点；第三期即第三次，拟全力向湘鄂边根据地进攻，企图全部摧毁湘鄂西根据地。当得知敌人的这一意图后，湘鄂西特委即致信红二军团，促其返回根据地参加反“围剿”作战。但红二军团受“左”倾势力的控制，前委做出了在洪湖地区之外去“创建第二中央苏区”的错误决定，只派段德昌带领红七师一部和一部分伤病员共千人左右，返回洪湖苏区，并以此为基础，组建了新红六军（后改称独立团），成为反“围剿”的一支骨干力量。

1931 年年初，敌人分四路在江北发起了第一次“围剿”。敌人在第一次“围剿”中，攻占了沔阳、潜江地区，根据地严重受损，洪湖第一、二医院全遭敌人破坏。医院和伤员随特委转到江南弦口一带。3 月，敌人以湘鄂特委所在地弦口为目标，向江南红军发动了第二次“围剿”。由于敌众我寡，两座县城均被敌人占领，特委决定地方武装返回江北，并将医院和伤病员一同转往洪湖。1931 年 3 月至 5 月湘鄂西中央分局几次给中央的报告中都提到伤病员达千余人，部分分散安置在民间，保证其安全是最感困难的，无医疗治，是非常痛苦的事。[①] 第二次“围剿”后，地方武装扩大为红三军第九师，成立了湘鄂西警卫团，组建了第九师医院和警卫团卫生队。

9 月初，湘鄂两省敌人，集中两个师、一个旅和各地反动团防，向洪湖苏区的江南地区发动了第三次“围剿”。结果是江南根据地尽失，红军干部和群众被敌人残害者达一万余人，不得不撤离江南。撤至江北的红军和群众，经过斗争，直到 1931 年年底，江南根据地才逐步得到恢复。

反“围剿”作战之初，正是冬天，红军生活十分艰苦，加以连续的行军作战，伤病员很多。军团总指挥部野战医院设在走马坪后面鸡公坡下的莫家坪，有伤病员 300 多人。1931 年 3 月，迁往平山旧街（鹤峰县城北三十余里），医院规模有了扩大，有医生和护士四五十人，称为湘鄂边军医院。[②] 红二军团改编为红三军时，师成立了医务处，团成立了医务所。

---

① 中国人民解放军政治学院党史教研室：《中共党史参考资料（7）》，第 2 页。

② 《湖北卫生志资料选编》1985 年第 7 辑，第 13 页。

4月初，红三军北上，湘鄂边军医院人员大部分随军行动，编成红三军野战医院，少部分编入新建的教导第一师，组成该师的卫生机构。红三军北上到达巴（东）、兴（山）、（秭）归根据地以后，将伤病员安置在这里治疗。部队又转向东去开创荆（门）、当（阳）、远（安）新区。在荆、当、远地区还没站住脚，5月，又进入鄂西北地区。部队连续转战，伤员比较多，十分困难。为使伤员有个稳定的医疗环境，利用武当山寺庙紫霄殿收治了300多名伤员，用中医中药方法予以治疗。6月，部队撤出均县，越武当山打房县时，贺龙同志亲自赴庙中探望伤员。①

6月18日，红三军占领房县，开辟了以房县为中心的鄂西北根据地。这时，将红三军野战医院人员分成两部，一部分在房县设立后方医院，由张典吾任院长；一部分随军工作，组成临设医院，院长为熊少清。在房县开办了一期一百人的看护训练班，看护分为三等，一等看护负责治疗；二等看护负责消毒；三等看护负责喂饭。学员结业后分到师、团、营、连工作。1931年10月，红三军留下二十五师坚持鄂西北地区的斗争，主力回到洪湖地区。后方医院人员于1932年春分批撤回洪湖地区。②

二、瓦庙集战役中的医疗救护

洪湖苏区的三次反“围剿”结束之后，红二军团（这时改称红三军）主力返回洪湖地区，在1932年年初打了几个胜仗，被王明“左”倾冒险主义控制的湘鄂西中央分局就不顾客观条件，强令红三军进行瓦庙集等战役。

瓦庙集是位于京山、天门两县之间的一个大镇。在战前，由红三军首长参加的卫生干部会议上，讨论了战地救护及伤员后送路线、伤兵转运站的成立等问题，对这次作战做了准备。在区域划分上，以汉江为界，江北为作战区，江南为后方区。作战区的医疗后送工作，由军、师卫生处负责；后方区的收容治疗，由二线医院和后方医院负责。在前后方衔接区城，沿

① 《贺彪谈话记录》，《后勤史资料选编（3）》，北京金盾出版社，1993年版，第230页。

② 董家龙：《红二方面军早期卫生工作回忆片断》，《新中国预防医学历史资料选编（一）》，人民军医出版社，1986年版，第376～378页。

天门河设立了两个较大的救护站，对前方下来的伤员进行检伤、分类和急救处理，然后再用船只渡江后送。从前方到后方，沿途设立了转运站，每隔三四十里（15～20千米）设一小站，六十里（30千米）左右设一大站。在大站配属医疗、管理、运输人员和工具，以解决治疗、食宿和后送问题。为了保证后送伤员的路线畅通，并辟了东西两条后送线。东线为水路，备有民船和木排；西线为陆路，主要靠民工担架和牲口驮载。所有民工、担架、船只、牲口等，均由工农政府负责解决，准备得十分周到。战斗打响后，各团卫生人员前伸到火线上抢救伤员，作第一次战伤处置，并迅速后送到师。师救护站进行矫正处置后，有的经过军，有的直接后送转运站，由转运站进行检伤分类，组织后送。在作战区的医疗力量，主要由军的野战医院派人承担，其职责是整复、固定骨折患者，对出血的进行手术止血，清理伤口，交换敷料，并按伤情发负伤费。轻伤员就留在野战医院的休养所（连），不再后转，重伤员则后送二线医院接收；需要做手术的，再送到后方医院治疗。后方医院，在战前就开展了突击治疗，能出院的出院，不能出院的均送到柳关临时成立的康复所（由第四分院抽出人员组成），所以有较大的收容能力。为了使后方医院接收伤员的工作有条不紊，在战时指定了瞿家湾的第一分院在洪湖码头设立了水运接收检查分类站，由第二分院负责设立陆路接收检查分类站，不分昼夜，伤员一到即能立即接收或送到医院休息、吃饭、换药。后方医院群几天之内共收容了1000多名重伤员，医生、看护分成若干医疗小组，细心检查，积极治疗，不停地做手术，想尽一切办法解除重伤员的痛苦。① 在治疗期间，不断有政府和群众团体来医院进行慰问，给工作人员和伤员以极大鼓舞。

瓦庙集战役虽然取得了很大胜利，但红军的伤亡也很大，是一次得不偿失的战斗。但从卫生工作角度来看，却是湘鄂西根据地自创建以来，医疗救护工作做得最好的一次，它显示了红军卫生工作水平达到了一个新的阶段。

---

① 《贺彪谈话记录》，《后勤史资料选编（3）》，北京金盾出版社，1993年版，第232页。

第三节　创建黔东、湘西时期的卫生工作

一、创建黔东根据地时的卫生工作

当敌人准备向湘鄂西红军进行第四次“围剿”时，由于夏曦在战略指挥上的错误，在反“围剿”前即命红三军盲目进攻，伤亡很大；反“围剿”开始后，又转为单纯防御，被动挨打，极大地挫伤了红军指战员的士气，终于被迫在1932年10月仓促地撤出了洪湖根据地。红军主力撤离后，地方政府、群众组织和红三军的后方机关，皆遭敌人破坏，二三千名伤病员落入敌手，惨遭杀害；隐蔽在洪湖地区的武器弹药也被敌搜去，所有医院、兵工厂等全部被敌焚毁①，几年来经营取得的革命成果，丧失殆尽。

1934年6月19日，中央分局在香风溪召开会议，做出在黔东建立根据地的决定。在不到两个月的时间内，沿河、德江、印江、酉阳等县的各级苏维埃政权先后建立起来，对部队卫生工作也进行了整顿。7月21日至22日，在沿河之铅厂坝召开了黔东特区第一次工农兵代表大会，选出贺龙、关向应、夏曦等八十人组成的黔东特区革命委员会②，在贵州建立了第一个革命政权。到九月，黔东苏区已拥有五县地域，纵横二百里，人口十万以上，为迎接红六军团的到来和会师，创造了条件。

当红三军绕道豫西、陕川重返湘鄂边时，沿途不断与敌人作战；部队露宿野外，睡不好觉，吃不上饭，体质明显下降，伤病员日益增多。而这时的部队卫生工作，由于在第四次反“围剿”中遭受了严重损失，医院没有带出来；带出来的医务人员，其骨干力量又多在“肃反”中遭到“整治”，可以说是元气大伤，已无力对部队实施卫生工作。在这种情况下，面对存在的大

① 《中国人民解放军战史（1）》，北京军事科学出版社，1987年版，第202页。

② 《中国工农红军第二方面军战史》，解放军出版社，1992年版，第198页。

批伤病员，不得不退回到建军初期对伤病员的安置办法，即轻伤病员随军，重伤病员则全部寄留在群众家里，留下一点药品和一二百元银元，作为治疗和生活费用。到了黔东根据地时期，在黔东特区第一次工农兵苏维埃代表大会上制定了《优待红军及其家属的条例》，要求对于红军伤病战士均须有随时帮助。组织担架队运输伤病兵，组织伤病兵休息处，准备茶水饮食。一直使伤病兵从前方到后方，都得到群众的帮助，并组织群众办的疗养所，帮伤病兵及红军家属找医生、找药品并号召群众，为了红军家属的疾病困难募捐救济。①

1934 年 7 月，红六军团奉党中央和中革军委之命，向湘南挺进，意在与红三军取得联络。8 月 9 日，红六军团九千余人，在任弼时，萧克、王震组成的军政委员会领导下，从湘赣根据地突围西征。8 月 11 日，前进到桂东以南的寨前圩，正式成立军团领导机关，萧克任军团长，王震任政治委员，任弼时仍任军政委员会主席。② 红六军团从湘赣苏区出发时，军团卫生部尚未建立，当时十七师卫生部部长是戴正华，十八师卫生部长是刘朋来，各团有卫生队和担架队。军团成立后，不久组建了军团卫生部，由戴正华任卫生部长兼十七师卫生部长。红六军团自 8 月从湘赣苏区出发，到 10 月与红二军团会师的 80 多天的行军作战中，行程五千多里（约 2500 千米），历尽千辛万苦，常常是在悬崖绝壁上攀行，物资奇缺，有时一天只喝一顿稀饭，不少人没有鞋子，赤脚在深山密林中穿行，患疟疾和其他疾病的甚多，伤员也不少。在行军作战的环境里和缺医少药的情况下，对发生的伤病员是难以收容治疗的，唯一的办法也是轻者随队，重者就地寄留。

1934 年 10 月，红六军团转进贵州，在黔北的印江县城与红三军会师。会师后，红三军恢复了红二军团的番号，贺龙任军团长、任弼肘、关向应任正副政治委员，③ 并成立了总指挥部，统一领导、指挥二、六两个军团，为后来

① 湖南省财政厅：《湘鄂西、湘鄂川黔革命根据地财政经济史料摘编》，湖南人民出版社，1998 年版，第 708 页。

② 《中国工农红军第二方面军战史》，解放军出版社，1992 年版，第 336 页。

③ 《中国工农红军第二方面军战史》，解放军出版社，1992 年版，第 375 页。

成立红二方面军打下了基础。红二军团的番号恢复后，卫生机构也作了调整，红三军卫生处改编为总指挥部卫生部兼红二军团卫生部，由贺彪任部长，所辖第四师卫生部长是周长庚，第六师卫生部长是董家龙。[①]

二、创建湘鄂川黔根据地时的卫生工作

1934 年 10 月，为了钳制围攻中央苏区的敌人，配合红一方面军突围，红二、六军团奉中革军委之命，于 10 月 28 日从黔东根据地出发，向湘西地区发动攻势。为了收治这次东征发生的伤病员，于 1934 年 11 月在永顺北的龙家寨成立了军区总医院。总医院设有医务科、材料科、药房、担架队和洗衣队，有医生 8 人，看护 38 人，编成八个医疗连，担负收容治疗任务。[②] 12 月初，红二、六军团由大庸南下袭击沅陵，未克，遂顺沅江东进，沿途歼敌一个团另两个营，总指挥部卫生部在悟溪河接收了 300 多名伤员，使主力部队乘胜占领桃园，包围常德。[③] 这时，前后方距离拉长，而部队战斗又十分频繁，野战医院随军行动只能收容轻伤病员，大量的中度以上的伤病员需要转送到环境比较稳定的后方。于是在大庸又建立了一个临时医院，使之起兵站医院的作用，由董家龙任院长，收治从前方转下来的伤病员，并负责把重伤病员再后送到龙家寨的军区总医院。大庸临时医院的成立，不仅解决了伤病员的医疗后送问题，而且还为红军开辟了药品来源。该院成立后，根据后方办事处的指示，同大庸县城的两家中药店签订了购药合同。这两家药店，除了供应红军治疗疟疾、痢疾、中暑、消化道疾病所需的中药材外，还负责去常德、津市等地为红军代购了一些贵重西药。在该院成立后的两个月当中，即筹购到各种药材千余公斤，分发到前后方各医疗机构，保证了医疗救治工作的顺利开展。[④] 同年年底，红二、六军团主动撤离常德、桃园地区，于回师

---

① 董家龙：《红二方面军早期卫生工作回忆片断》，《新中国预防医学历史资料选编（一）》，人民军医出版社，1986 年版，第 378 页。

② 《湘鄂川黔革命根据地史稿》，湖南人民出版社，1985 年版，第 80 页。

③ 《中国工农红军第二方面军战史》，解放军出版社，1992 年版，第 384 ~ 386 页。

④ 高恩显：《新中国预防医学历史资料选编（一）》，人民军医出版社，1986 年版，第 390 页。

途中攻占慈利，1935年年初回到大庸。这时部队有了很大发展，各级卫生组织也随着健全起来。在这期间抽调了一些稍有文化的战士，实施卫生知识训练后分到各连队去当卫生员，使连队卫生工作得到加强。这样，在战时连队有以卫生员为主的火线抢救小组，团有卫生队开设的绷带所，师有卫生部开设的小型野战医院，卫生工作能力有了进一步提高。

1935年2月，敌人以十万兵力对红二、六军团进行“围剿”。此时红二军团已发展到6个团，约6500人，红六军团发展到五个团，约5200人。军区机关、学校、医院和兵工厂共约1150人。[①] 红军指战员不畏强敌，英勇作战。3月进行了大庸后坪战斗，毙伤敌约500人，红军伤亡700多人。4月取得了陈家河、桃子溪战役的胜利。6月忠堡战斗歼敌一个旅、一个师部和一个特务营，俘敌中将师长张振汉。8月板栗园战斗歼敌两个团、一个师部和一个特务营，击毙敌师长谢彬。[②] 粉碎了敌人对湘鄂川黔边根据地的“围剿”。在反“围剿”中为了完成战救任务，连卫生员在火线上奋勇抢救伤员，团卫生队积极包扎后送，师野战医院加紧收容治疗，依靠各乡各县的支援力量在沿途设立了转运站，能把伤员很快地送到大庸后方医院。大庸临时医院最多时收容了1500多名伤病员，占用了驻地的全部祠堂、地主宅院和居民腾出的房舍。医务人员虽然十分紧张忙碌，困难重重，但他们不怕苦，不怕累，任劳任怨，使用中西医药，治愈了大批伤病员，使其出院归队。后来由于各路敌军进逼，红军内线活动的范围缩小，部队向北转移，1935年4月将大庸临时医院即将治愈的伤病员交由各师接回，重伤病员则随医院一起并入了龙家寨的军区总医院。为加强军区总医院的领导，调六军团卫生部长戴正华任院长，潘世征任医务科长，迁至湘西北紧靠湖北边界的龙山茨岩塘[③]，以保证安全。

在蒋介石布置新的军事“围剿”情况下，1935年11月19日，红二、六军团从桑植出发开始长征。

---

① 《中国工农红军第二方面军战史》，解放军出版社，1992年版，第413页。

② 《中国工农红军第二方面军战史》，解放军出版社，1992年版，第413~439页。

③ 高恩显：《新中国预防医学历史资料选编（一）》，人民军医出版社，1986年版，第390页。

第七章

鄂豫皖革命根据地的卫生工作

鄂豫皖革命根据地位于湖北、河南、安徽三省边界的大别山区，由鄂豫边、豫东南、皖西三块革命根据地组成，是红四方面军、红二十五军、红二十八军的诞生地。三次反“围剿”胜利后达到全盛时期，面积达4万平方千米，包括黄安、麻城、孝感、霍丘等26个县，拥有人口350余万人口，主力红军达45000余人。

鄂豫皖革命根据地有着光荣的革命传统，早在第一次国内革命战争时期就建立了党的组织，支持和组织领导农民运动的开展。1927年11月，潘忠汝、吴光浩、戴克敏等领导了湖北黄（安）麻（城）地区的农民起义，开辟了鄂豫边根据地，随后成立了黄安农民政府和工农革命军鄂东军，曹学楷任政府主席，潘忠汝任鄂东军总指挥，吴光浩、刘光烈任副总指挥，戴克敏任党代表。工农革命军鄂东军的建立，是中国工农红军第四方面军建军的起点。1928年年初，工农革命军鄂东军改编为工农革命军第七军，并逐步创建了以柴山保为中心的鄂豫边根据地。7月，为加强军队建设，巩固和扩大割据区域，第七军改编为中国工农红军第十一军第三十一师，吴光浩任军长兼师长，戴克敏任党代表。1929年5月，鄂东特委改组为鄂东北特委，徐朋人任书记，并与豫东南特委（一称豫南特委）徐子清、肖芳、徐其虚等策划领导了湘南起义，成立中国工农红军第十一军第三十二师，打退了敌军多次进攻，初步建立豫东南根据地。1929年秋中共安徽临时省委舒传贤、周娟之、余道江等酝酿并组织领导了皖西六安、霍山等地区的农民起义。1930年1月，六安县委将各游击队集中改编为中国工农红军第十一军第三十三师。4月，霍山东北地区数万群众举行起义，建立起多个革命政权，以金家寨为中心的皖西根据地初步形成。

1930年4月，根据中央的指示，鄂豫边、豫东南、皖西三个地区的党组织，组成以郭述申为书记的中共鄂豫皖边特别区委员会，并将红十一军改编为红一军，许继慎任军长，曹大骏任前敌委员会书记兼政治委员，徐向前任副军长。同年6月召开鄂豫皖第一次工农兵代表大会宣布成立鄂豫皖特区苏维埃政府，甘元景任主席。10月，由阳新地区北渡长江转战到蕲春、黄梅、广济地区的红八军第四、第五纵队，与当地游击队合编为红十五军，蔡申熙任军长，陈奇任政治委员。至此以大别山为中心的鄂豫皖根据地形成。

1931年1月，红一军与蔡申熙、陈奇领导的红十五军合编为红四军，邝继勋任军长，余笃山任政委。10月，成立了以邝继勋为军长、王章平为政委的红二十五军，11月，在黄安七里坪红四军、红二十五军合编为中国工农红军第四方面军，徐向前任总指挥，陈昌浩任政委，刘士奇任政治部主任。由于张国焘轻敌，红四方面军未能粉碎敌人第四次“围剿”，主力两万余人退出鄂豫皖苏区，向陕南转移。1932年10月由于主力转移，鄂豫皖省委集中留守各地的红军重组红二十五军，吴焕先任军长，王章平任政委。1934年9月，中央派程子华来鄂豫皖根据地，担任军事领导工作。11月，红二十五军奉命长征，鄂豫皖党组织和人民又组建了以高敬亭为军长兼政委的红二十八军，继续坚持游击战争。

第一节　医疗卫生工作的创建和发展

一、根据地初创时期的医疗卫生工作

部队初建时，均无卫生组织。1929年以后，由于红军和根据地不断扩大，伤病员不断增多，同年5月初，在黄安七里坪的刘家园和丁家埠的周家祠堂，相继成立了两个小型医院。刘家园的医院，只有林之翰（西医）、戴淑先（中医）两名医生和刚从农村动员来的四名女看护，设备极其简陋，连换药的纱布、药水都没有。后来派人去汉口，买回来一些纱布、脱脂棉和医疗器械，条件有所改善，开始收治伤病员，最多时收容了70余名。所谓“收治”，也是把伤病员分散在群众家里，由群众负责食宿和护理，6名医务人员分头走村串户给伤病员治疗、换药。同年8月，上级派孟汛然、曹学珍和洪明天等医生来这个医院工作，医疗力量得到了加强，收治能力也随之提高。1930年1月，上级派苏井观来该院任院长，改称鄂豫皖红军后方总医院，成为鄂豫皖苏区的医疗救治中心。[①] 丁家埠的医院，开始时条件更差，只有一名中医，只能诊治一般的内科疾病，它的主要作用是为住院伤病员解决食宿，后来也有了发展，成为鄂东军委分会总医院。

鄂豫皖起义部队编成的第三十一、三十二、三十三师，开创了鄂豫边、豫东南和皖西三块根据地。1930年2月，中共中央决定把上述三块根据地划为鄂豫皖边特区，建立了中共鄂豫皖边特委，由郭述申任特委书记。3月18

---

① 林之翰：《我们的红色医院》，《革命卫生工作回忆录》，人民卫生出版社，1979年版，第21~26页。

日，根据党中央指示，以上述三个师合编为红一军，并成立了红一军前敌委员会。6 月下旬，鄂豫皖边区第一届工农兵代表大会在光山南部的王家湾举行，成立了鄂豫皖边工农政府。[①]

为了保证红军作战的需要，以刘家园医院为基础，又补充了一些人员，扩建为四个分院。总院仍驻刘家园，院长苏井观。第一分院在麻城的楼家山、武家冲、段家冲一带，由曹学珍任院长；第二分院在黄安北的潘家河、大悟县朱家，由林之翰任院长；第三分院在黄安县紫云区王家湾，由吴子南任院长；第四分院在河南新县，由杨翰任院长。每个分院都有二三名医生，五六名看护。伤病员都分散在群众家里。党组织和军政首长非常重视医院工作，关心医院的建设，哪怕是很小的困难，也想尽办法给予解决，经常亲自到医院来询问伤病员的生活、治疗情况，做医务人员的思想政治工作。战场上缴获的胜利品，首先是送到医院慰劳伤病员。对缺少的药品和医学书籍，总是设法通过各种关系买些送来。群众的无私支援更使人感动，伤病员分散在各村各户，住在哪家，就由哪家负责照顾伤病员所需的一切。尤其是广大妇女群众，在帮助医院工作、掩护伤病员方面更为突出。她们自动组织慰问队、护理队、担架队、补衣、洗衣队、做鞋队等，送水喂饭，端屎端尿，把伤病员视同亲人。情况紧急时，很多妇女为掩护伤病员而惨遭敌人杀害。

二、医疗卫生工作的开展

1. 人民群众的大力支持

红四方面军主动发起四次进攻作战之前，即鄂豫皖红军粉碎敌人第二、三次“围剿”之后，鄂豫皖红军的卫生工作已经获得了很大发展。在 1931 年 11 月至 1932 年 6 月红四方面军空前大规模的进攻作战中，鄂豫皖红军的卫生工作又经受了一次严重的考验。在每次战役发起之前，部队各级卫生机关都在军政等部门配合下，进行了充分准备，逐级交代任务，提出要求。各级工

① 《中国工农红军第四方面军战史》，解放军出版社，1989 年版，第 76 页。

农政府也全力投入支前活动，广大群众自动地腾出房舍，以满足前后方医院预定收容数量所需的床位。后方医院驻地附近的男女青年都组织起来，准备参加医院的各项服务工作。此外，从前方到后方的沿途，都设立了救护站和招待所。

2. 加强医院管理

每次战斗打响后，团医务所人员都前伸到火线抢救伤员，用自制的裹伤包包扎伤口，由配属的民工担架迅速后送。各师医院都能及时展开，有的师还把轻伤员留下不后送，对治疗和治愈后归队都十分有利；军野战医院留治的轻伤病员更多，这与红军在战场上处于主动进攻的地位有关。经过军、师两级的筛选留治，送到后方来的大都是重伤病员，虽然有治疗的难度，但也有管理的方便。凡收治伤员的后方医院，都成立了手术组，调配一名能做手术的医生，进行弹片摘除、骨折整复固定、清理伤口等一般手术。较大较复杂的手术患者，则送到军委总医院和总指挥部医院去做。军委总医院的邵达夫副院长和总指挥部医院的苏井观院长，都是医术高明的医生，都能做难度较大的手术，深受部队信赖与敬重。几次战役下来的伤员很多，有时一个后方医院就收容了七八百名伤员。

医院病房有的比较集中，有的很分散，一般按片或村落组成班、排、连等，配属医护人员，巡回诊视、换药。每个医生都兼负内外两科。看护的工作更是繁杂，经常是夜不能宿，饭无定时，有点空闲时间还要给伤病员读报、唱歌、表演节目。由工农政府组织的红色战地委员会，派出大批支援力量，活跃在从前方到后方的各个部门，作出了积极贡献。由于首长和军政等机关对卫生工作的重视与支持，广大群众的支援与协助，全体医护人员的认真负责，不仅出色地完成了四次进攻战役中的救治任务，而且还积累了大规模作战中组织与实施卫生工作的宝贵经验。

3. 制定抚恤制度

1931年7月1日，在黄安七里坪召开了鄂豫皖第二次工农兵代表大会，通过了《红军战士伤亡抚恤条例》，并在鄂豫皖工农政府内务委员会设立卫生局，负责领导地方卫生工作。各级工农政府均能按抚恤条例对红军伤亡战士进行抚恤工作，这对红军士气是个极大的鼓舞。同时还成立了残废教养院，收容治愈后不能归队的残疾者，给以优待照顾和谋生训练。

4. 建立各级卫生机构

1931 年 11 月 7 日，根据中央指示，红四方面军于黄安的七里坪正式宣告成立，由徐向前任总指挥，陈昌浩任政委，辖红四军和二十五军，总兵力近三万人。[①] 红四方面军成立后，红四军军部直属机关改为方面军总部，红四军军医院改为方面军医院，皖西北军医院改为总指挥部医院，院长苏井观。这时，姜家岗的军委分会总医院开办的医护学校第一期学员毕业，充实到各级卫生组织，鄂东军委分会总医院也迁到光山县的箭厂河。根据地红军的各级卫生机构也相继建立，有了很大发展。

第二节　五次反“围剿”时期的卫生工作

一、第一次反“围剿”的医疗救护

1930 年 10 月，国民党蒋介石开始筹划对鄂豫皖苏区进行第一次“围剿”时，根据地红军已在光山进行了休整。在卫生组织方面，不仅有了军医院，而且还有了师医院，团也成立了医务所。同时，在鄂东已建立了 4 个分院，在豫南和皖西也先后建立了医院。

在作战进行过程中，为扩大伤员收容量，特委指派吴子南在黄安大塘湾、桂花楼一带成立了第五分院，并由他任院长兼政委。[②] 接着又在姜家岗成立了

---

① 《中国工农红军第四方面军战史》，解放军出版社，1989 年版，第 148 页。

② 高恩显：《新中国预防医学历史资料选编（一）》，人民军医出版社，1986 年版，第 410 页。

第六分院，院长邝郁成。为了保证伤员后转，在通向后方医院的沿途设立了许多交通站，负责接运、招待伤员，起了很好的作用。当红四军主力南下作战时，军委总医院又在河南新县浒湾一带设立了第七分院，并成立了一个内科所，专门收治病员。

第一次反“围剿”作战，由于部队卫生组织比较健全，医院适时展开，前后方的衔接比较好，故对伤员的救护、后送、收容工作都做得比较好。后方各医院共收容了1200多名伤病员，而每个分院只有二三名医生，看护也不足，食宿、护理等工作主要依靠根据地的群众，特别是妇女的支援才完成的。

1931年1月中旬，红一军与红十五军合编为红四军，全军共12500余人。[①] 两个军的军医院也进行了合编，改为红四军军医院，院长石新。原红一军一师的医院改为第十师军医院，院长齐德胜；原二师医院改为第十一师军医院，院长苏井观。1931年2月初皖西独立团扩编为中央教导第二师时，该师也成立了医院。与此同时，鄂豫皖临时特委于黄安的七里坪召开了扩大会议，正式成立鄂豫皖特委和鄂豫皖革命军事委员会，曾中生任特委书记兼军委主席。军委成立后，为了加强后方医院的领导和技术指导，把姜家岗第六分院与刘家园医院合并，扩编为军委后方总医院。院长孟汛然，副院长邵达夫（曾留学苏联，医术很高明，回国后是由中央派来鄂豫皖苏区的）。院部设政治处、经理处和医务处。医务处下有内科、外科、手术室、药房等科室。总医院成立时，医生也只有三四人，每个医生带三五名看护，负责一个病区的治疗护理工作。为了解决医护人员的严重不足，总医院还开办了一个医护学校，招收了130多名学员，以边学习边工作的方式，开始了比较正规的第一期学员的培训工作。[②] 3月初，新编成的红四军向采取守势的敌人发起主动进攻，在双桥镇取得了全歼敌三十四师的巨大胜利。此次作战，双方伤亡都很大。由于红军做了准备，战救、收转、治疗任务完成得比较顺利。这次大

---

① 《中国工农红军第四方面军战史》，解放军出版社，1989年版，第115页。

② 《湖北卫生志资料选编》1985年第7辑，第45页。

捷，俘虏了一批医务人员，补充了红军卫生队伍。尤其是俘虏了敌师长岳维竣，通过他的关系，采购来一大批医院急需的药品和器材。[①]

二、第二次反“围剿”的医疗救护

1931年4月，蒋介石部队先后以十万兵力围剿根据地。为做好第二次反“围剿”的收容准备，5月初皖西北军委分会成立后，即将红十二师（中央教导第二师改编）军医院与留守处合编，命名为皖西北军医院，院长陈少华，由皖西北军委分会和皖西北特委直接领导，并在皖西的六安、霍丘、霍山地区建立了分院。这个医院设中医、西医两部。西医部有三个所，中医部有两个所，工作人员显著增多，有中西医生13人，看护37人，抓药工、采药工等10人，运输员7人，办事员和交通员34人，炊事员和挑夫68人，理发员3人，饲养员2人，裁缝1人。此外，还有负责部队卫生工作的卫生队87人，附设的休养所工作人员30人。全院共有各种工作人员近300人。[②] 皖西北军医院成立后，收容了在皖西反“围剿”作战中的全部伤病员，虽然经常发生缺粮缺药的困难，日常开支的费用也没有固定来源，但仍然坚持下来，完成了收治任务。

三、第三次反“围剿”后的卫生工作

当蒋介石筹划对鄂豫皖苏区进行第三次“围剿”时，正值九一八事变爆发，民族矛盾日益加深之际，蒋介石军队虽然对鄂豫皖苏区做了第三次“围剿”的部署，但仅在个别地方发生过几次小的战斗，整个“围剿”计划未能实施。但在红军方面，仍然做好了反“围剿”的各项准备工作，包括调整与部署卫生工作力量，“后方有总医院，军、师、团有前方医院，营有医务所。通过白区地方党组织帮助和自己培养，开始建立了一支红色医务工作者的队伍[③]”。

---

① 张全德：《医药卫生史简编》，河南省卫生厅，1986年版，第122页。

② 张全德：《医药卫生史简编》，河南省卫生厅，1986年版，第23页。

③ 《中国工农红军第四方面军战史》，解放军出版社，1989年版，第131页。

首先是抓紧时间突击治疗第一、二次反“围剿”作战中发生的伤病员。为此，在医院中加强了对伤病员的思想政治教育工作，讲明对红军有利的战争形势，激发归队杀敌的革命热情和勇气。凡治愈出院的都编成了班、排、连组织，通知部队来人接回，或由医院派政工人员送去。在出院之前，各医院都召开欢送会、座谈会，鼓舞士气，听取对医院工作的意见。对不能出院的，一分为二：不需要治疗又不能归队的致残人员，送到残废教养院去进行康复性的疗养与技能训练；暂时不能出院的慢性病员，都集中在七里坪的后方医院，专门划出来一个所进行收治，全部改由中医中药治疗。其次是为了增强各医院的外科手术力量，抽调了各医院的外科医生到军委后方总医院集中，进行短期的临床手术练兵，由邵达夫、苏井观院长做指导示范，技术提高很快。医院所需的粮食和伤病员所需的衣被等，也都筹集落实。工农政府为医院动员组织了输伤工具和民夫，如担架、牲口、车辆等，都处于待命状态。同时，根据鄂豫皖革命军事委员会预想的作战区、后方区以及兵站运输线等方案，卫生部门对后方医院、兵站医院、野战医院、伤兵转运站以及输伤路线等做了部署。当时医院工作人员的士气十分高涨，人民群众全力支援的热情更十分感人。特别是妇女和儿童，自动组织起来以各种支前的形式，组成服务、慰问团（队），不断找上门来请战、要任务。

经过准备，红四方面军的军、师医院，既负责收容治疗，又具有卫生行政的领导职能，还兼管部队的卫生工作，是三者兼而有之的一种形式。军医院，在院长、政委领导下设医务科、总务科和担架队。医务科有科长、医生、司药、卫生兵等10余人；担架队有队长、指导员、担架兵等30余人。师医院，设医务股和担架排，人数都比军医院少。各团设医务所，有所长、卫生兵和担架班，人数又比师医院少。

四、第四次反“围剿”的医疗救护

在第四次反“围剿”中，红四方面军和鄂豫皖根据地军民进行了极其英勇的斗争，但由于当时担任中共鄂豫皖中央分局书记兼军委员会主席的张国焘，被胜利冲昏头脑，竟认为“国民党动员任何多少部队，都不堪红军的一击”。[①] 他积极地执行临时中央关于攻打中心城市。争取一省数省首先胜利的“左”倾冒险主义方针。“围剿”开始前，他盲目轻敌，不做反“围剿”的准备，命令红军向平汉路信阳至广水段出击，坚持所谓不停顿的进攻战略，以实现所谓威逼武汉的计划，[②] 导致红军在这次反“围剿”作战中一开始就处于被动地位。1932 年 10 月，红四方面军主力不得不撤离鄂豫皖根据地，留下少数部队（先后组成红二十五军和红二十八军）在当地坚持斗争。

红四方面军主力被迫撤离鄂豫皖苏区时，各医院收容的伤病员总数已达一万数千人，方面军主力仅带走了部分轻伤病员，尚有万余名重伤病员留在苏区，分散在各地，没有统一组织，且被敌人隔断了联系。在这种极端严重的情况下，苏区军民响应省委第一次扩大会议关于“改善伤病兵及医院工作”的号召，不惜牺牲生命掩护伤病员，保卫医院的安全。鄂东军委总医院留下的千余名重伤病员，由副院长邵达夫、林之翰等人负责，在群众的掩护下继续坚持治疗；霍丘游击队英勇地保卫熊家河医院，经常到白区去筹粮供应伤病员；光山南区的群众凑钱给医院购买药品；黄安县群众宁肯自己挨饿，也要把口粮留给伤病员；皖西赤城第二分院驻地的群众，夜以继日地照顾伤病员，冒生命危险为隐蔽在深山密林中的伤病员送水、送饭……类似的感人事例不胜枚举。被留在苏区坚持斗争的红军部队，更是不惜一切代价保卫伤病员的安全。10 月间，东路游击司令部徐海东等负责人，把分散在各地的伤病员尽可能地聚拢在一起，指挥部队掩护着上万名伤病员和数万名群众，向潜山、太湖地区转移，沿途且战且走。在潜山衙前一仗，敌人将我伤病员和群众压缩在一条山沟里，眼看有被俘被歼的危险。这时，徐海东当机立断，亲率一个团抢占了两个山头，与数倍于我之敌反复冲杀，付出了很大代价，终于打退了敌人，使被围的伤病员和群众转危为安。在这次转移中，没有聚拢在一起的伤病员几乎全部被敌人杀害。

---

① 《中央致鄂豫皖苏区党省委信》，1933 年 3 月 15 日。

② 《张国焘致中共中央电》，1932 年 6 月 18 日。

红二十五军重建后，开始以师为单位活动于麻城和黄安以北地区，后因战果不大，决定集中使用，在新集西南的野鸡楼一带集结，寻机歼敌。1933年3月6日，在郭家河全歼敌第35师104旅2000多人，之后又在潘家河、杨泗寨两次战斗中连获胜利，粉碎了敌人的“清剿”计划，根据地得到部分恢复，红二十五军发展到3个师共1万余人，地方武装和游击队也有所发展。

在红二十五军胜利发展的情况下，党中央于3月10日在给鄂豫皖省委的关于《反四次“围剿”中的错误及目前军事形势任务的军事指令》中，却对红二十五军提出了完全脱离实际的要求：5月初贸然决定攻打地形险要、工事坚固又有重兵扼守的七里坪，打了43天，损失近半。[①] 时值青黄不接的初春季节，部队严重缺粮，全军以野菜树叶充饥，长期挨饿，指战员的体质衰弱到极点，普遍发生饥饿性浮肿，痢疾流行，完全丧失战斗力的病员猛增到千名以上。由于缺乏药材，无法进行有效的治疗，部队战斗力更加削弱。七里坪久攻不下，只好撤出。

五、第五次反“围剿”及其后的医疗救护

1933年7月，国民党军队调集14个师又4个旅10余万人的兵力，对鄂豫皖根据地发动了第五次“围剿”。这一时期，红军大部分医院遭到破坏，医务人员也受到严重损失。存留下来的医院转移到天台山地区，在仰天窝、茅草尖一带分散隐蔽。情况相对缓和时采取大集中小分散的办法，情况紧张时采取小集中大分散的办法，进行护理治疗。所有伤员都组织起来，编为拐子队、轻伤病连和重伤队。重伤队分散隐藏在山洞里，每天去给换药送饭，轻伤病连和拐子队，由看护分头带领，一名看护带四五个人，医疗、生活管理和安全都由看护负责。这种分散活动方式遍及天台山周围数十里的山区。

1934年2月底，蒋介石任命张学良为鄂、豫、皖三省“围剿”副总司令，集中16个师又4个独立旅，继续“围剿”鄂豫皖根据地。为抗击敌人“围剿”，恢复和开辟根据地，红二十五、二十八军根据省委决定，4月16日

---

① 《中国人民解放军战史简编》，解放军出版社，2001年版，第130页。

在商城东南豹子岩合编为红二十五军，辖第74、75师，全军共3000余人，军长为徐海东，吴焕先担任政治委员。随着红二十五军的合编，也建立了军医院。原红二十八军有个医务所，有两名医生、二十几名医务人员，一部分人去皖西组织后方医院，其余人员均编入红二十五军医院。红二十五军医院由钱信忠任院长，共有三四十名医务人员。接着调整健全了红74、75师的医疗机构，团、营建立了卫生队。①

两军合编后，往返活动于鄂东北、皖西北地区，积极打击敌人。在红二十五军转移前进行了整编，由程子华任军长，吴焕先任政委，徐海东任副军长。留下一部分武装重建红二十八军，以坚持鄂豫皖边的武装斗争。红二十五军医院仍由钱信忠任院长，吴子南任副院长。② 红二十五军军医院在殷家湾改编整顿后，随同部队开始了长征。

长征途中不断同敌人打仗，取得了很多胜利，到1935年5月，红二十五军又发展到3700余人。在战斗中发生的伤病员，大都随军行动，轻的徒步走，重的用担架抬，只有危重伤病员才寄留在沿途群众家中，每人发给15元大洋。9月初，部队进入陕甘根据地。红二十五军到达陕北后，壮大了陕甘根据地的红军力量，为粉碎敌人的“围剿”巩固和发展陕甘根据地，都有着重大的意义。

---

① 高恩显：《新中国预防医学历史资料选编（一）》，人民军医出版社，1986年版，第450~451页。

② 高恩显：《新中国预防医学历史资料选编（一）》，人民军医出版社，1986年版，第452页。

第八章

川陕革命根据地的卫生工作

川陕革命根据地，被誉为中华苏维埃共和国的第二个大区域，位于四川、陕西两省交界的米仓山和大巴山区，是第二次国内革命战争时期中国共产党领导下建立的重要根据地之一。

1932 年冬，张国焘、徐向前等率领中国工农红军第四方面军主力 80000 余人，由鄂豫皖区进入川北，攻下南江、通江、巴中等县，建立了川陕边界第一个工农革命政权——赤北乡苏维埃政府。此后，在川陕两省党组织和王维舟等率领的川东游击队配合下，开始了创建川陕革命根据地的艰苦斗争。1933 年 2 月，中共川陕省第一次党员代表大会和川陕省第一次工农兵代表大会相继召开，组建了中共川陕省委，成立了袁克服任书记的中共川陕省委和熊国炳任主席的川陕省苏维埃政府，宣告了川陕革命根据地的正式建立。6 月，成立了西北革命军事委员会，主席张国焘，副主席陈昌浩、徐向前，参谋长曾中生。1933 年 5 月，红四方面军在空山坝大捷中彻底粉碎了四川军阀田颂尧发动的三路围攻，使根据地面积扩大了一倍。1933 年 6 月，中共川陕省委第二次党员代表大会和红四方面军军事工作会议，张国焘任中华苏维埃共和国西北革命军事委员会主席，陈昌浩、徐向前任副主席，徐向前为红四方面军总指挥。

1933 年 8 月中旬，川陕省第二次工农兵代表大会后，经过仪南、营渠、宣汉三次进攻战役，根据地扩大到 42000 多平方千米，人口有 600 万。有绥定、巴中两道苏维埃、26 个县和 1 个特别市苏维埃政权。红军主力与川东游击队胜利会师，改为红三十三军。红四方面军由入川时的 15000 余人扩展到 5 个军（红四军：军长王宏坤，政委周纯全；红三十军：军长余天云，政委李先念；红三十一军：军长王树声，政委张广才；红九军：军长何畏，政委詹才芳；红三十三军：军长王维舟，政委杨克明，8 万余人。）游击队、赤卫军、少先队、童子团、妇女独立团等地方武装，发展到 10 余万人。苏区拥有自己的兵工厂、被服厂、造币厂、造纸厂、印刷厂等军需及经济设施。同时，建党建政、土地革命、发展经济、拥军支前、文化宣传教育等工作热火朝天，革命形势迅猛发展，成为川陕根据地的鼎盛时期。

1933 年 11 月至 1934 年 9 月，红四方面军粉碎了四川军阀的“六路围攻”。1935 年 3 月底，红军取得了嘉陵江战役的胜利，开始长征。留下的红军独立师在刘子才等领导下坚持游击战争。

第一节　转战中创建军民医疗卫生体系

一、扩建总指挥部医院

红四方面军实行战略转移时，军委总医院、总指挥部医院和各战斗部队卫生部门，均携带了部分轻伤病员随军转移。在行军过程中，方面军医院分为前后两部分。在前的部分参加战救工作，在后的部分充当收容队。伤病员由担架抬着走，宿营时进行医疗换药。进入陕南后，方面军医院并入总指挥部医院，由院长苏井观、政委曹述成和医务主任隰积德等带领医院全体工作人员两次翻越秦岭，1932 年 12 月上旬进入四川。这期间，方面军领导将鄂豫皖革命军事委员会改称西北革命军事委员会。[①] 红军攻占了通江、南江和巴中三县后，总指挥部医院设在泥溪场，改编为革命军事委员会总医院。川陕边根据地创建后，为了缩短伤病员后送线，加强前方医疗工作，总部派苏井观、曹述成带领部分医务人员和担架队，在巴州恩阳河地区建立了野战医院，负责接收前方部队的伤病员，指导各师卫生工作。不久，总指挥部医院由泥溪场迁到通江的毛裕镇，更靠近前方，在半个月之内即接收了 800 余名伤病员。这时，部队大量发生呼吸道和消化道疾病，总医院收容的伤病员增加到 1400 余人。为了健全总医院的领导，加强医疗力量，总部派七十三师政治部主任张琴秋任总医院政委，并由地方政府协助在巴中县聘请了七八名中医参加治疗工作。当地群众自动组织看护队、洗衣队、慰问队协助医院的工作。在各方面的支持配合下，一个月内就有治愈了的大批伤病员归队。

① 《中国工农红军第四方面军战史》，解放军出版社，1989 年版，第 197 页。

二、加强医院工作的管理

当红军攻占了南（江）、通（江）、巴（中）三县之后，震惊了敌人。1933 年 2 月中旬，敌以六万兵力分为三路向川陕根据地进行围攻。为了保证反围攻的胜利，进一步加强了医院工作。省委派周光坦担任总医院院长，张琴秋任政治部主任，并在医务部下设立了中医部和西医部。西医部的工作由医务部主任隰积德（以后是周吉安）兼管，中医部由丁世芳负责。这时，在医院休养的苏井观已经痊愈，由他任医务学校的校长。总医院还成立了医院管理委员会，并把伤病员按病区编成班、排、连组织，使医院的管理工作也得到改进。医院组织领导的健全和管理工作的加强，为做好反对敌人“三路进攻”的收容工作创造了条件。在战役反攻前，总医院就收容了几百名伤病员，战役反攻后，又收容了上千名伤病员，住满了医院附近的十几个村庄。全院共有医生 14 人、看护 20 多人，医疗任务十分艰巨。管委会决定中医部专门收治病员，西医部专门收治伤员。按村庄分布划分了三个休养区，医护人员也编为三个医疗组，每组由两名医生和六七名看护组成，采取分区包干制，提出了“尽快医好伤病，保证不出差错”的口号，各组之间展开了治疗竞赛。医护人员背着药品、敷料、消毒锅等往返于各个村庄和病房，废寝忘食地日夜为伤病员治疗，累得昏倒了也不离开病房，对伤病员体贴入微，关怀备至，体现了革命医务工作者的高度责任心和救死扶伤的崇高精神。伤病员也主动配合治疗，工休关系十分亲密。医院设法改善伙食，各级领导不断来医院看望，帮助解决遇到的困难。

三、创建苏区医疗卫生系统

1933 年 2 月成立了以熊国炳任主席的川陕省苏维埃政府，在内务部下设卫生局，卫生局负责“规定卫生计划，卫生检查，办理清洁防疫，医生登记，研究疾病死亡症候与治疗方法[①]”。8 月川陕省苏维埃政府在通江城北的肖口

---

① 《川陕革命根据地历史文献选编（上）》，四川人民出版社，1979 年版，第 152 页。

梁建立了一个工农医院，又叫工农总医院。“从这时起，政府机关开始重点建立了一些为机关团体和群众服务的医疗卫生机构[①]”。“工农医院是直接在川陕省工农民主政府内务部领导下建立和组织起来的，是为党政机关团体职工和广大劳动人民群众服务的医药卫生机构。这个医院是把全根据地的部分中医中药人员组织起来而成立的，是一个纯中医医院。内科、外科、妇产科完全是用中医看病，用中药治疗。[②]”院部设有政治部、医务处、总务处、秘书科、下分若干休养连，还开办了一个医护训练班。后来由于有了医护人员的补充，又逐渐成立了5个分院，每个分院都有3个休养连。在医药困难的时候，该院自己组织了有60人的采药队，大量采掘草药，保证了治疗。自工农医院开诊之日起，附近群众来院求医者，每天都有几百人之多。有时也收治红军的病员。除工农总医院及其分院外，苏区各县大多也建立工农医院或医务所，区、乡则有经济公社开办的工农药铺，加上私人开业的医生，整个苏区形成了初步的医疗卫生网。

第二节　医疗卫生事业的建设与发展

1933年8月至10月仪南、营渠、宣汉三次战役后，红四方面军发展到8万余人，川陕根据地面积为2000余平方千米，人口500余万，成为川陕根据地空前昌盛时期。随着根据地鼎盛时期的到来，卫生工作也获得了进一步发展。

根据苏区发展的需要，首先是将原来的师医院扩编为军的医院，将原来各团的医务所扩编为新编师的医院，将原来各营的医务室扩编为新编团的医务所。与此同时，把原来的看护学校扩编为医务学校，培养部队所需的中级卫生干部。在上述调整结束之后的8月10日，在新场坝召开了由方面军领导

① 隰积德：《红四方面军医疗卫生组织演变及其工作发展情况概述》，总后卫生部办公室《军队卫生工作回忆录》，未刊稿，第143页。

② 谭治：《工农医院》，《医学史与保健组织》1958年第4期。

机关参加的第一次卫生工作会议[1]，到会代表30余人，针对医疗卫生工作中存在的问题，进行了切实的讨论，指出：①组织上的紊乱。从前总医院与各师医院关系的不密切，各师医院与师部、师政治部、经理处，团部与团经理处、政治处的关系非常之不好，特别是五军的联系与帮助上十分差。②领导不集中，指挥不统一，以致减弱了对医院的领导力量。各军医院没有形成集体领导，没有管理委员会的成立。③不注意总务工作。对粮食的准备，油盐的准备，棉絮、棉毯的准备非常不够；甚至于形成找一顿吃一顿，没有一点余剩，这是很要不得的。④以前医院工作没有分工，医务主任要做政治处的工作、总务处的工作、地方工作、肃反工作。表面上似乎很忙，实际上放弃本身的医务工作，不能迅速的解除伤病号的痛苦。⑤对伤病号的教育和安慰工作做得非常不充分，特别是对新同志的教育，以至发生开小差、哭、偷衣服、偷卖大烟……不良现象。⑥肃反工作的不深入，不能把托陈取消派及右派、“左”派放在医院里面，在医院里面的反革活动分别活捉，和加紧肃清内外的反动派。以上几点是会议上讨论最中心的问题。[2]

针对上述缺点，决定由方面军总部发布训令，要求各有关部门认真做好医院工作。医院本身也要进行一次整顿，使医院的工作面貌来一个大转变。这次卫生会议之后，医院的处境得到了很大改善，在给医院任务的同时，也能主动帮助医院解决困难，从而使医疗质量也有了较明显的改善。

一、扩建各级医院，完善人员配置

1933年9月营（山）渠（县）战役后，总医院由泥溪场迁至鹦鸽嘴，1934年1月又迁到王坪。王坪在通江县城东北约150华里（75千米）处，是个山区，比较隐蔽，利用当地的祠堂、庙宇作为院址，有楼房也有草房，收容伤病员近3000名。为了适应大批收容的需要，利用宣（汉）达（县）战役中从敌人手中缴获的一个医院的全部装备，加上红军自己的人员和物资，把

① 《中国工农红军第四方面军战史》，解放军出版社，1989年版，第231页。

② 《干部必读》第三十七期，1933年8月13日。

总医院扩编为五个分院。第一分院设在德汉城，第二分院设在洪口，第三分院设在刘坪，第四分院设在涪阳，第五分院设在清江渡。各分院距前方都较近，可以直接接收从前方送下来的伤病员。总院院长兼政委周光坦，下设政治部（主任张琴秋）、医务部（主任周吉安）、总务处（处长张雨滴），并把西医部改为外科医院，与总院院部同驻王坪，由医务部主任兼理，专门收治重伤员；把中医部改为内科医院，驻在庙坪，由丁世芳负责，专门收治重病员。内外科医院和各分院，均下设三个休养连，每连收容150人左右，有医护人员3~5人，按休养区编为班、排。总部政治部宣传队（即剧团），经常到各休养连演出文艺节目，进行时事宣传。可以看出，当时医院已具有一定规模，只是技术水平还不够高，除总医院设有手术室，苏井观可做较复杂的外科手术外，各分院都没有能做手术的人和手术室的设备。[①]

二、加强医院管理，规范各项工作

1. 建立奖惩制度，规范诊治程序

根据地医疗机构对医护工作的要求十分严格。“病人刚一入院，医生就给病人填一个病历表。病人先送到政治部，该进中医院治疗的，再由政治部送到中医院，由丁世芳根据病人的严重程度编到适当的病号连。医生在治疗过程中如果发现病情恶化，要及时报告医务主任丁世芳，请求会诊。会诊时先检查原来负责医生开的处方笺，考察该医生的诊断和处方是否适当？有的把药用错了而性质又严重的还脱不到手。如果病人病势转危，又要填危症表……要把病人的病情怎样转变到填表时危险情况的过程写清楚。如果病人死了，要填死亡诊断书，并且还要翻危症表。如果没有危症表就有大问题。对医生的处罚，第一次是劝告，第二次是警告，第三次是最后警告，第四次是开除。[②]”医生每天“不分昼夜地抬着消毒敷料、药械、消毒锅等，分头到

① 高恩显：《新中国预防医学历史资料选编（一）》，人民军医出版社，1986年版，第417~441页。

② 《访苍溪金凤公社医院罗举伯记录》，1962年，抄件存四川省社科院历史研究所。

各自负责的村庄，逐个给伤员换药、扩创、取异物与碎骨。”“他们为了使自己接收的伤员减少痛苦，缩短疗程，伤口好得快，在当时技术和物资基础上，采取了很多积极的措施。一般伤口每天换药一次，有分泌物的伤口增加换药次数。①”

由于中医多，西医少，医院一开始就采用中西医结合治疗。在药品器材奇缺的时候，“全靠大家出主意想办法。没有消毒药，就利用柴皂角，淡盐水；取子弹头没有麻醉药，就用生半夏、生川乌、生草乌等煎成浓汁，麻醉受伤的局部；没有镊子，就用夹灯花的夹子消毒以后使用；遇砂子和碎骨签取不出来，就用蓖麻仁、倒提龙（即白刺苔倒在地上又长起来的嫩根根）捣绒敷在伤口上，让砂子和碎骨自然流出；伤口不好缝合的，用大、小血藤、见肿消及嫩桐子树的嫩枝枝捣绒包扎；没有防治破伤风的针药，用玉真散敷伤口，或用内服水药（荆防败毒散加桃仁、红花制成）；没有绷带和纱布，用白布夹药棉花，没有白布就用火纸代替；若遇三角钉和毒箭刺伤，红肿不退者，用磁石、蓖麻仁、倒提龙捣绒敷伤口，肌肉就能生长如初。此外，一般患者除传染病服中药而外，多数以隔离法、针灸治疗法、推拿按摩法、气功疗法和打太极拳治疗；时（流）行病和杂症，多数用本地所产的几百种中草药去治疗。②”

总医院“共有医护人员 189 人，其中中医医生 32 人，护理员 60 人，西医医生 12 人，护理员 85 人。③”“总医院看护编了一个营，下面分 3 个连。一个男看护连，两个女看护连。看护长林春芳，麻城人，看护营长戴福阶。”看护“每天背着药箱到连上换药、止血，给病人服药。熬药是招呼兵的事。④”招呼兵即卫生员。在工农医院“各连看护员的工作是非常艰苦的。他们不怕脏，也不怕累，从天亮一直干到深夜，整月整年的都是如此地干

---

① 隰积德：《红四方面军医疗卫生组织演变及其工作发展情况概述》，总后卫生部办公室《军队卫生工作回忆录》，未刊稿，第 145 页。

② 《通江县医院张家林回忆材料》，1962 年，抄件存四川省社科院历史研究所。

③ 《访通江洪口公社医院阎文信、杨全川记录》，1962 年，抄件存四川省社科院历史研究所。

④ 《访通江防疫组贺由鑫记录》，1962 年，抄件存四川省社科院历史研究所。

着，既没有假日也没有星期天。……平均每日只有5小时左右的睡眠时间。看护员还要轮流通宵护理病人。虽然名义上有夜餐，实际上也就是给他们一些剩饭热起来吃，菜也没有；有时热饭放点盐，有时盐也没有，就是有盐的话也得省下来给重病人吃。他们就是以这样的友爱精神来为病人服务的。①”

红军医院主要治疗红军的伤病员，同时也为当地的干部和群众治病。工农医院也收治红军伤病员。

2. 规范药品购买，加强自制研发

总医院“药品器材特别困难，一部分靠前方打仗缴获敌人的，大部分是自己制造的。如棉花纱布完全是用土棉花和粗纱布来代替。伤病员多的时候每天用粗白布20～30匹，棉花40～60斤。重伤病员多采用石炭酸水、来苏水和食盐水纱布条，轻伤病员将要愈合的伤口使用猪油硼酸软膏。黄碘、红汞虽有，多用于特别重的伤员，止血多用碘酒和铁氯酒。器械如镊子，探针等，也多是自己用钢铁打制的。有个时期药品一点也没有，就光用食盐水给伤员换药。如1934年秋天敌人‘围剿’时，工作人员近两个月没有油盐吃，也要千方百计地搞些盐给伤员用。医院所用的中药，除购买外，自己也到山上挖一些。将挖来的草药晒干、洗净、切细，再用砂罐放在木炭火上熬，一次可熬几小罐。中药效果很好，伤病员都喜欢吃。”② “那时药房的工作是艰巨的，我们除了配药外，还制作一些制剂，作蒸馏水、救急包、盐化钙注射液，制碘酒和葡萄糖注射液。鸦片烟在四川出产多，光用鸦片烟我们就制了治痛片、阿片酊、救急水、阿片末（粉剂）。以上制剂还供应全军的医院用。③”

“从团的医务所到各级医院的组织机构中，一直是既有西医生，又有中医

---

① 谭治：《工农医院》，《医学史与保健组织》1958年第4期。

② 杨波：《红色卫生战士——记在王坪时的总医院》，1962年，抄件存四川省社科院历史研究所。

③ 彭素：《红四军团卫生部医疗工作实况》，总后卫生部办公室《军队卫生工作回忆录》，未刊稿，第196～200页。

生，既有西药房，又有中药房。”对伤病员“采取了中西医结合治疗的方法”。中西药房还“自制了一些酊剂（阿片酊、复方樟脑酊、樟脑酊、远志酊、陈皮酊、复方豆蔻酊、碘酊等）和大黄浸剂、大黄末、碳酸钙等。……普通外用器械都是利用废旧钢铁、铜器、铜钱打造的，如大小换药镊子、脓盘、受水器、消毒碗；探针（消息子）与耳鼻镜等，则是利用银币、首饰等打造而成。另外，以旧煤油桶、铁皮解决了部分清毒盘、吊桶、污物箱等用具，利用竹、木制作压舌板、休木。[①]”西药房“经过反复试验，用白酒与漂白粉混合，通过蒸馏，制成了一种药剂，他们称为‘氯仿’，有较好的麻醉效果”，满足了手术的需要。[②]

工农医院组织了专门的挖药队，“当时川陕地区不仅是西药缺乏，就是中药也难弄到手。医院每天都要中药1000付左右，才能满足各病号连的要求，这个数目在当时是不算小了。可是中药的来源是最困难的，只能在革命根据地内进行收购。虽然常有30人左右在各地采购药材，但很难弄到大量的中药”。经过研究，成立了60人左右的挖药队，他们按《本草纲目》的图样，在川北通江、南江一带找到了100多种，把这些中药挖回来，解决了很大的问题。[③] 另外，“医药人员一面治病，一面找野生药材，每个医生回来都带回一些自己采挖的药物。药剂员也自动上山采挖，晚上回来制炒。”医生看病时，了解病人住地有些什么药材，发动病人或病人家属回去采挖。这些办法收获也不小。[④]

3. 加强思想教育，丰富病员生活

医院政治工作由政治部负责，主要任务是对伤病员和工作人员进行政治

---

① 隰积德：《红四方面军医疗卫生组织演变及其工作发展情况概述》，总后卫生部办公室《军队卫生工作回忆录》，未刊稿，第145页。

② 李瑞明：《红四方面军总医院概况》，《新中国预防医学历史资料选编（一）》，人民军医出版社，1986年版，第422页。

③ 谭治：《工农医院》，《医学史与保健组织》1958年第4期。

④ 赵介梅：《苏区人民卫生状况》，1962年，抄件存四川省社科院历史研究所。

思想教育，保卫医院安全，从政治上保证医疗工作的顺利进行。各军政治部缴获的好的副食品，都首先满足医院的需要。1934 年 1 月 30 日，西北军区政治部发出的《关于年关斗争的重要通知》，要求“各级指挥部时刻注意伤病战士的生活。医院地点要安置在很适当的地方，以免时常移动，致增加伤病战士的痛苦。动员群众热烈来拥护和慰问。加紧对伤病战士的政治教育，要使他们了解是为着自己的利益和整个被压迫阶级的解放而害病带彩的，是最光荣的。在火线上对于伤亡工作尤为各级指挥员应当注意。受伤的需要很迅速地送到医院；牺牲的收殓，并要切实填表送来，以便今后进行抚恤。[①]”同年 11 月召开的全军党政工作会议和军事工作会议，强调“增强对医务部门的政治领导。[②]”要求医院政治工作人员要懂得为什么要优待医生，还要懂得医药知识，“注重医务人员和担架队的训练，努力收集中、西药品，开展连队卫生工作和优待伤病人员。[③]”政治工作要多多体贴伤病号心理，要研究彩病号脾气不好的原因，要提高彩病号的士气。

总医院政治部下有列宁学校，主要组织医务人员学习文化，有党校，设在凉水井，参加学习的除医务人员中的骨干外，还有痊愈的伤病员中的积极分子，办有小报《血花》，宣传时事政治、党的方针政策和医院中的新人新事。[④] 政治部还有一个营的武装保卫队，专门打击反革命对医院的破坏活动。医院的工作人员腐化犯错误，则由政治部罚苦工。医院对伤病员分轻重进行教育，轻的能动的就组织读报和上课，内容是民族、阶级利益，由政治部的干部和院长来做这个工作。政治部的干部轮流下连教育、安慰。使“医院有工作条例、组织条例，工作人员和伤病员的学习都有制度。通过学习，要求彩病员安心休养，早日恢复健康，要求工作人员安心工作，要求卫生员更好

---

① 《川陕革命根据地历史文献选编（上）》，四川人民出版社，1979 年版，第 426 页。

② 《中国工农红军第四方面军战史》，解放军出版社，1989 年版，第 292 页。

③ 《中国工农红军第四方面军战史》，解放军出版社，1989 年版，第 296 页。

④ 李瑞明：《红四方面军总医院概况》，《新中国预防医学历史资料选编（一）》，人民军医出版社，1986 年版，第 422 页。

地照顾伤病员，伤病员一叫就应，及时供应他们的饮食、茶水。①”“医院有院规，每半月或一周开会一次，对互助好的伤病员进行表扬。②”政治部主任张琴秋每隔四五天就要到各连和各分院看望彩病号一次，叫他们以革命乐观主义精神安心治疗和休养。

医院有俱乐部，堂屋正中壁头上挂有马克思、恩格斯、列宁的画像，屋里有鱼池，有风琴、口琴、洋鼓洋号及其他乐器，专供伤病员娱乐。③ 医院有剧团，经常在总院和各连演出，为伤病员唱歌、跳舞、演新剧。张琴秋、苏井观都曾参加过演出。他们“还经常给伤病号讲当前革命运动中的胜利形势，选读报纸和前线战斗消息等，进行时事宣传工作。他们的宣传方式虽简单，但他们的演唱、讲故事和时事宣传生动而又有趣，引起了伤病员很大的兴趣和愉快，使伤病员同志们消除了寂寞，减轻了痛苦。④”

省工农医院政治部除做保卫工作、组织工作外，还对全院进行时事教育。这项教育每周至少有一次全院性的报告会。除此之外，每天晚间还有教育活动，小型的上课和讨论会。油印的政治性文件也能经常看到，差不多每周都能看到一份新文件。医院自己办有油印小报。文娱活动经常能看到新剧团的新节目在病号连演出，有时也在院部演出。病号出院工作也由政治部负责，如组织编队，办理党团组织关系转移手续，开欢送联欢晚会，晚会上各方面的代表讲话，组织节目等。同时还要组织工作人员把他们送到内务部去。“出院日期大约是每 10 天一次。每次出院人数一般是 600 名左右，有时也有七八百人甚至更多”。凡遇出院日期，政治部工作就很忙。⑤

4. 广征医务人员，加强业务培训

由于连续作战，伤病员不断增加，收治任务很重，迫切需要补充医务人

① 《访通江洪口董绍烈记录》，1962 年，抄件存四川省社科院历史研究所。

② 《访南部县榨油厂杨世清记录》，1962 年，抄件存四川省社科院历史研究所。

③ 《访通江沙溪王春贵、马占珍记录》1962 年，抄件存四川省社科院历史研究所。

④ 隰积德：《红四方面军医疗卫生组织演变及其工作发展情况概述》，总后卫生部办公室《军队卫生工作回忆录》，未刊稿，第 145 页。

⑤ 谭治：《工农医院》，《医学史与保健组织》1958 年第 4 期。

员。川陕边根据地的党和方面军领导，对这个问题都十分重视，曾采取各种办法谋求开辟医疗技术人员的来源。主要办法有两条：一是动员中西医生参加红军工作；二是自己动手办学培养。

（1）动员中西医生参加根据地卫生建设工作

在争取中医方面，总医院中医部聘请了川北各地有名望的中医来院工作，中医人数不断增加，由开始的10多名，增加到30多名，后来又增加到50名。这些中医，都懂得祖国的传统医术和针灸疗法，有丰富的临床经验，受到红军指战员的普遍欢迎。凡患疟、痢、伤寒等病的人都由他们诊治。同时还扩大了采药队和中药房，保证了中药材的供应。为了团结这批中医、中药人员，除政治上关怀外，还给予较优厚的物质待遇，吃小灶伙食，每月发给生活津贴费15~30元大洋，外出诊病备马。因而他们都能积极工作，对保障红军指战员的健康做出了很大贡献。

通江县人民医院老中医李永钊说："1933年栽秧的时候，有两个红军到我家找我，说新场坝成立了红军二分院，里面只有西医，没有中医，所以请你们到那里去看病。我和任权仲、张清扬3个人一路到了涪阳坝。当时徐向前、陈昌浩、张国焘、张琴秋都在涪阳坝红军指挥部。我们被叫到指挥部以后，热情地给我们拿烟拿茶。一会儿张国焘出来，他先问我们家住哪里，家里有多少人吃饭，打多少谷子，一个月开支多少。我们都一一作了回答。他又说，新场坝成立了红军二分医院，没有中医，准备找你们去作医生，你们有什么意见？我们答应说好。最后他说，你们今天先回去，明天仍到这儿来，我找人送你们到医院去。走时给我们每人发了2元钱、2两大烟。第二天吃过早饭，我与任权仲又到总指挥部，总指挥部给我们开的介绍信上写着：'兹请二位高妙中医生李永钊、任权仲到二分医院治疗疾病，每月经济32元，大烟尽量。任何军关团卡无阻'。后面盖了'红四方面军总指挥部'图记。""1933年8月3日，我（从新场坝）到梨园坝红军总医院工作。因为当时总医院的病人多，便在各医院调医生去。那时从通江、南江、巴中、仪陇等县调去的老中医有96人；调去学医的学员有60人。……在这里住了3个月，总医院的医生有一部分到洪口、王坪、德汉城、长坡等地的分医院去了，总医院只剩了二十四五个中医生。[①]”

川陕省苏维埃政府和西北军区政治部曾发出布告，规定“对于医生、军人、技师、熟练工人、科学家、文学家等专门人才，知识分子和学生，不但不杀害，如果这些人才愿意忠诚在苏维埃政权下服务，政府予以特别优待。[②]”苏维埃机关报刊登的广告如下：“招聘医生。为增进苏维埃的卫生事业，改善群众生活，我们现在需要大批医生，请各地招募中西医生。只要忠心革命，愿为工农服务，技术高明，特别优待。”[③]

老中医阎文祥回忆：“总医院迁到王坪一两个月以后，我们（沙溪区苏）把杨成元、阎文仲动员来了。阎是杨的徒弟，贫农成分。到草地后回来，现已死。杨成元的医术高明，曾经当过伪团总，怕我们杀他，躲在山洞里。张琴秋知道后，就对我们说：有的医生即使有罪，就杀只杀得了他一个人，但他有技术，能够看好几十几百个病人，这就将功折了罪，我们还杀他做啥？我们去请杨成元时，果然他藏起来了，找不到他。后来我们就找到他徒弟，向他说：他虽然占阶级（即属于剥削阶级），但他的技术好，只要他到医院好好看病，我们保证他无事。如果有啥问题，我们给他负责。经他徒弟转达后，我们才见到了他，并答应到医院去工作。我把杨成元带去见了张琴秋，张琴秋很高兴地欢迎他，还给他倒茶。接着杨成元就到特别病房看病人。这里都是病情特别严重，医生认为很难救的病人。看过以后，张琴秋问他还有没有办法？杨成元说，只有一个病人无法挽救，可能明天要死，其余都可以挽救，我开两副药就可以将病人治好。果然，他看了的病人，只吃两副药就治好了。从此，丁世芳规定，凡准备抬到特别病房的病人，必须最后经杨成元检查确定。”[④] 杨成元到医院受到优待和重用后，又推荐了九层阎家垭的阎侣丰，文溪沟的何光旬、周致和等到医

---

① 《访同通江李永钊记录》，1962 年，抄件存四川省社科院历史研究所。

② 《川陕革命根据地历史文献选编（上）》，四川人民出版社，1979 年版，第 234 页。

③ 《经济建设报》第 8 期，1934 年 2 月 18 日。

④ 《访通江洪口卫生所阎文祥记录》，1962 年，抄件存四川省社科院历史研究所。

院工作。从此，中医部的医务人员一天天多起来了。① 杨成元一直跟随红军，后来在长征途中逝世。

在聘请老中医和培养红色卫生人员的同时，红军和苏维埃政府也争取利用白军中的医务人员为革命工作。在打达县时俘虏了白军中的一个李医生、一个杨医生，曾对他们进行耐心的教育（如开会时进行新旧对比教育），在工作时观察他们的表现。他们出诊是与红色医官一起。他们的技术比较好，因此对他们是尊重的。杨医生的表现好。李医生未转变其反动立场，曾把石碳酸点在病人的眼睛里，后来又企图叛变逃跑，被杀掉了。②

（2）开办训练班和医务学校

在自己培养卫生干部方面，首先是在部队各级卫生部门开办了看护训练班，招收政治条件好、身体健康、粗通文字的男女青年，学习三个月便能掌握一般战伤的护理知识。后来，以方面军野战医院的训练班为基础，成立了看护学校，扩大了招生人数。不久，这个看护学校，改由总医院领导，命名为医务学校，由苏井观任校长，学员达到200多名，由部队和地方政府选送优秀的青年参加学习，重视理论与实际相结合，着重解决战伤外科的治疗问题。下面这则《红四方面军野战医院招生广告》可以略见一斑。

> 一、宗旨　培养红色医务干部，充当红军及赤区地方医院看护为宗旨。
>
> 二、资格　雇工、贫农、中农，社会关系清白，没反动嫌疑，身体健康，没有嗜好，粗知文字，有学习精神者。
>
> 三、报名　住地红军及当地苏维埃随时招送总政治部。
>
> 四、定额　四十名。
>
> 五、费用　除自备衣被外概由本校供给。
>
> 六、学期　二个月满期。

---

① 李瑞明：《红四方面军总医院概况》，《新中国预防医学历史资料选编（一）》，人民军医出版社，1986年版，第422页。

② 《访通江县防疫组贺由鑫记录》，1962年，抄件存四川省社科院历史研究所。

七、课程：1. 国语、2. 算数、3. 英文、4. 看护学、5. 药物学、6. 生理学、7. 外科学、8. 政治常识、9. 军事常识。[①]

医务学校培养红色医官（西医）、红色中医和看护。西医和看护学员由红色医官当教员，“有李炳伍、蒲文清等，苏井观、周吉安都讲课，讲一些医务学、生理学、解剖学，还有救急法、传染病预防法等。这些教材都是学校自己编印的。学生边学习边工作。看护上午到伤病号连、排、班工作3小时后，就是学文化的时间。[②]”

中医班在廖坪，“教师有杨贯英、杨成元、陈殿之、杨明开、傅雪元、李邦锐。丁世芳（诗煌）在里面做主任。那一期招收的学员有40人，都是曾经看过病的医生，学习期限3个月。学员有周敬武、杨浩然、王元海、陈隆光、王槐山、罗大均（举伯）等。学习课程，首先是伤寒浅注、六经定法，其次是伤寒纂改（杨贯英讲授），温病条辨、寒温条辨（杨成元讲），金匮要略（陈殿之讲），脉诀归正（李邦锐讲），还有时方妙用、女科要旨。丁世芳主要讲政治课，有时兼讲药性。生理卫生只略微讲了一些，未作为一门课程来学。”学员“天天晚上开会讨论。考试次数很多，3天一小考，一周一大考。讲课的方法是照书讲。晚饭后一般是做游戏，有时也抽一两小时来上课。无论上午还是下午，上课都不超过3小时”。学满3个月毕业，毕业后分配工作。“1934年7月，将我分到工农总医院作医生。[③]”此外，还举办了一个中医进修班，由老中医带徒弟的办法，边做边学，培养了十多名红军自己的中医骨干。各军师医院还成立了卫生员训练班，由医生上课，学生理解剖、学药（都是编歌唱），要求学生会讲会写会背。还要上拉丁文。经过不断的培训，各军师都储备了一批卫生人员，一般储备几十人。红三十一军91师的卫生人员最多，1933年年底达到了100多人。此外，1934年地方天花流行，曾从各部队抽调一批年轻的同志，开办牛痘训练班，训练后返回原部队，为驻

① 高恩显，等.《新中国预防医学历史资料选编（一）》，人民军医出版社，1986年版，第165页。
② 《访问巴中辛玉林、通江贺由鑫记录》，1962年，抄件存四川省社科院历史研究所。
③ 《访苍溪金凤公社医院罗举伯记录》，1962年，抄件存四川省社科院历史研究所。

地军民种痘。[1] 1934 年春天，还从五个军抽调了 300 多名少先队员在通江城学习。上过学的不分男女都学看护；不识字的分别担任护理员和洗衣员。[2]

工农医院开办了红色中医训练班和看护训练队，开展医务教育。“来工农医院学习的练习生，是在各县招收的。这个工作由县委负责，要求成分好，工作积极，不论文化高低。其中贫农占 60%，知识分子（地主家庭出身的也可以）占 40%。在里面学习的李开芬（营山人）、王维玲都是大学生，也是地主家庭出身。练习生男女兼收，党团员占一半”。训练班由医务主任下的学习委员会和政治部主任负责。“学习 3 个月测验一次，6 月一期。期满临床实习，实习及格才能毕业，一面治病，一面继续学习。不及格再学一期或两期。三期再不及格，送到经理处去背粮。工农医院三期共教了 60 多个练习生。教练习生的工作一直没有停，在长征行军途中还坚持下来。驻扎一天学一天，驻扎半天学半天，直到延安都如此。[3]”训练医生主要采用带徒弟的方法。“训练外科医生，就给他们一定的原料，告诉他们各类原料的比例数量和油量，让他们去制作膏药和丹药。训练内科医生，先让他们读一定的中医中药的书籍，如《本草纲目》《脉经》《黄帝内经》《伤寒论》等，然后给他们一些讲解，再让他们到轻病号连去实习。当然要指定一定的医生作指导。后来每个医生带两个练习生到各连去帮助医生开药单子，经过半年左右时间，就让他们给病人诊断开出药方来，再由医生复诊，修改他们开的药方。这样的做法，训练时间短，收效快。第一期训练了 30 人，第二期大约是 50 人。这样训练大约一年时间，他们即可作一般的病案处理了。看护员每周两次卫生常识课，主要是训练他们煎药和护理工作，采用一面讲一面实际操作的方法进行。[4]”

通过上述各种办法，根据地缺少医务卫生人员的状况得到改善，扩大了卫生工作人员队伍。

---

① 谢世良：《在红四方面军卫生工作座谈会上的发言》，1962 年，抄件存四川省社科院历史研究所。

② 杨波：《红色卫生战士——记在王坪时的总医院》，1962 年，抄件存四川省社科院历史研究所。

③ 《访通江老中医王正刚记录》，1962 年，抄件存四川省社科院历史研究所。

④ 谭治：《工农医院》，《医学史与保健组织》1958 年第 4 期。

三、加强卫生宣传，提高预防意识

川陕根据地，横亘米仓山与大巴山脉两侧，山岭纵横，山溪顺流而下，汇成嘉陵江和渠江，山高谷深，夏秋多雨而空气阴霾，各种疾病流行，对部队危害很大，病员多于伤员。

中共川陕省委、省苏维埃和红军都很重视在苏区普及卫生知识，改变卫生面貌。省委宣传部编辑出版了《一般的卫生常识》，省苏维埃政府也编辑出版了《卫生常识》，以编号文件下达各地，要求各地认真宣传，及时预防和扑灭当时的流行病。《一般的卫生常识》向人们宣传：①健康法；②空气的用处；③公众地方的卫生；④晒太阳有什么好处；⑤防备生病的妙法；⑥饮食；⑦卫生的好习惯。要求人们加强体育锻炼，勤换衣服勤洗澡，饭前便后要洗手，房屋空气要流通，每天早晚刷牙漱口，被褥半月洗一次。不随地吐痰，挖公共粪坑，多晒太阳，饮食宜清洁、宜新鲜、宜适时、勿多食，养成好的卫生习惯等。[①]《卫生常识》则着重说明当时的流行病……烂脚病、痢疾、皮寒（疟疾）的病因、症状、预防和治疗的方法等。[②]

徐向前总指挥写作《简略卫生知识》，分析疾病发生的原因，提出了八项必须注意的卫生工作，还列举了夏秋之际几种主要疾病，日射病、热射病、烂脚病、伤寒、痢疾、疟疾、疥疮和感冒等病的症状和防治办法。[③] 向部队灌输卫生知识，指导部队开展卫生防病工作。

西北革命军事委员会参谋长曾中生也写了《战地卫生》一文，指出：“战地卫生极坏，病员剧增，是个严重问题。如果没有战胜这种致病的办法，将来死亡于枪弹者较少，病死于瘟疫者较多，这可以影响到革命战争的胜利。因此，必须来一个极大的转变。无论行军、驻军，无论休息、作战，无论战士与官长，都要讲卫生，实行奖励、实行处罚。”同时，“红军总医院还经常印发防止疾病的传单，内容有预防措施、治疗方案等。……1934 年红白痢流

---

① 《川陕革命根据地历史文献选编（下）》，四川人民出版社，1979 年版，第 711 ~ 718 页。

② 《川陕革命根据地历史文献选编（下）》，四川人民出版社，1979 年版，第 719 ~ 723 页。

③ 《干部必读》第 36 期，1933 年 8 月 11 日。

行，总医院发出传单，用茜皮草熬水服即愈，同年多雨，发生湿脚病（烂趾丫），用斑鸠草和露水草烧灰撒之即愈。[①]”

由于军政首长的重视，所以在开展卫生防病活动中很少遇到阻力，收到了一定的效果。为了预防天花，以军为单位举办了接种牛痘训练班，对部队进行普遍预防接种。为了预防疟疾、痢疾等多发病，部队开展了群众性的扑灭蚊蝇活动，禁食腐烂变质食物等。红军各连队的卫生员，“不定期地上卫生课，讲一些基本的卫生知识，教育战士怎样防毒，怎样扎绷带，怎样止血。……曾把一些卫生知识编成四字一句押韵的词句让战士背诵。我记得的有：卫生重要，生活知识，养成习惯，不容忽视……洗脸用具，共用危险，传染疾病，特别害眼，有了眼病，困难万分……身体健康，才能胜利，红色战士，大家来比。”部队走到一个地方，就把屋子打扫干净，房子先住下，就挖厕所；走时用土盖上。休息两天以上，就要求大家洗衣、理发、剪指甲；战士用的碗筷隔天用开水煮了消毒；连队驻地周围50米或所住的一条大街都要打扫干净。每周进行一次卫生评比。[②] 关于炊事卫生，《红军须知》作了具体的规定，并要求“各级政治工作人员、战委会、管理排长、伙夫班长，一定要解释给伙夫同志听，并且督促着办。[③]”红军各单位不仅带头搞好卫生，还利用大小会议和张贴标语口号向群众宣传清洁卫生，以配合苏维埃政府的工作。根据地各县，在苏维埃政府内务委员会卫生局的领导下，开展了卫生防疫工作，组织地方医务人员进行检查，建立起对传染病的管理办法。在苍溪，曾发动群众开展卫生周，把屋前屋后和阴阳沟、垃圾，厕所打扫干净。在广元的元坝、童家港一带，红军和政府工作人员向群众广泛宣传卫生知识，提倡爱清洁讲卫生，餐具洗干净、地面勤洒扫，有病就应寻医治疗，在街头到处张贴“爱清洁，讲卫生！”“实行卫生，强健身体！”等标语。在此期间，各地区都要进行卫生大检查，清洁的人家就在大门上贴“清洁”二字，不清洁的就贴“不清洁”三字。检

① 《通江洪口卫生所整理材料》，1962年，抄件存四川省社科院历史研究所。

② 《通江洪口卫生所整理材料》，1962年，抄件存四川省社科院历史研究所。

③ 《川陕革命根据地历史文献选编（上）》，四川人民出版社，1979年版，第382~383页。

查组都有红军参加。[1] 经过宣传工作和红军的模范作用，苏区的卫生状况大大改观，疾病减少。群众说："共产党来了，连年收成好，少生疾病，这是天意！"有的则说："过去有病不但不治，反将病人弄到远无人烟的地方，任其死去。现在可不同了，红军关心人民的身体健康。我们要从各方面支援红军，赶走反动派，过幸福的生活。"[2]

第三节　粉碎六路围攻时的医疗卫生工作

1933 年 11 月至 1934 年 10 月，红四方面军又粉碎了四川军阀纠集的 140 多个团、兵分六路的大规模"围剿"，共毙伤敌 6 万余人，俘敌 2 万余人，缴枪 3 万余支，炮 100 余门，击落敌机一架，[3] 重创了以刘湘为首的四川军阀，确保了川陕革命根据地的巩固与发展。但是，红军付出了伤亡 2 万多人的代价，红四方面军卫生工作在这一战役的胜利过程中，也经历了一次重大考验，取得了很大成绩，完成了卫生保健任务。

在战役的开始阶段，环境条件虽然异常艰苦，但有巩固的后方，所以战时的医疗救护卫生工作仍能顺利的展开。伤员后送路线，可以自如地随部队的收缩而缩短，随部队的转移而延伸。从火线上抢救下来的伤员，能及时地送到团医务所和师、军野战医院，师和军的野战医院留下轻伤病员随军治疗，重的则转往后方医院。军、师以前的伤病员，由部队在编的担架队前接后送，军以后则依靠民工担架队。后方医院的收容也做了分工。需要做手术的伤员，都集中到总医院，手术后再分到各分院去休养。

反围攻战役发起后，红四方面军一面实行坚守防御，大量消耗敌人，一面坚决收缩防线，诱敌深入。这样，开始时根据地越来越小，数万部队和后方机关聚集在纵深一二百里的防御地域内，粮食非常缺乏，药品几乎无法补

---

① 《广元医药卫生志》，1962 年，抄件存四川省社科院历史研究所。

② 《访巴中老红军薛新成记录》，1962 年，抄件存四川省社科院历史研究所。

③ 《中国工农红军第四方面军战史》，解放军出版社，1989 年版，第 288 页。

充，医疗救护工作面临着极大的困难。伤病员每天只能吃上一顿南瓜和胡豆煮的稀饭；工作人员则以树皮草根充饥，照常坚持工作。环境最艰苦的时候，伤病员的饮食完全依靠根据地的群众设法勉强维持，男的组成担架队搬运伤员，女的给伤病员采摘野菜、洗血衣、做饭。根据地的人民群众，响应边区党关于《紧急关头的号召》，在“一切为了前线胜利”的口号鼓舞下，拿出家中仅有的一粒粮、一筐菜、一把食盐送给红军，使红军才得以坚持到反击决战时机的到来。在整个反围攻战役中，后方各医院共收容了近万名伤病员，其中一半以上是病员。

对牺牲了的伤病员，做了妥善安置。总医院就医的伤病员，先后因伤病很重，救治无效，牺牲了的近3000人。“据初步了解：王坪950人，廖坪400人，大城寨70人，谭家坪210人，李家坝120人，河坎上230人，谭坪80人，彭家岩60人，庞家垣140人，陈家山60人，莫家山40人。”① 为了表彰和纪念为革命而献身的烈士，除分别盛棺殓葬外，并于1934年，由医院干部、医务人员、部分轻伤病员和当地人民参加劳动，在总医院旁边建了一座烈士陵园，又在红军烈士墓群之前建立了一座烈士墓碑。

敌人的六路围攻被粉碎后，为了总结这次战役的经验，1934年11月先后召开了红四方面军的党政工作会议和军事工作会议。在这两次会议上，都谈到了卫生工作，着重指出了全军要注意卫生工作建设，加强对卫生工作的领导，提出了优待伤病员的办法，并责成各级政治委员和政治部门切实督促实现会议作出的有关决议。这些决议的内容包括：切实保证卫生部门的物资供应，特别是要做好医院粮食、被服的供应；各军都要成立看护训练班，补充战斗部队卫生员的减员和缺额；经常为伤病员组织文化娱乐活动，加强政治、时事教育；政治工作负责人要经常去医院视察、慰问、指导工作。

① 李瑞明：《红四方面军总医院概况》，《新中国预防医学历史资料选编（一）》，人民军医出版社，1986年版，第422页。

第九章

长征中的红军卫生工作

中国工农红军长征是人类历史上无与伦比的壮举，是中华民族历史上一座巍巍丰碑。1934年10月至1936年10月间，中国共产党领导的中国工农红军红一方面军（中央红军）、红二十五军和红四方面军、红二方面军（由红二军团和红六军团会合后组成）、分别从各地苏区向陕甘苏区撤退和转移，两年中，红军历经曲折，克服重重艰难险阻，转战14个省，将中国革命的大本营转移到了西北，为开展抗日战争和发展中国革命事业创造了条件。

第一节　红一方面军长征中的卫生工作

红一方面军，即中央红军。第五次反“围剿”，红军英勇奋斗，连续作战，根据地人民也竭尽全力支援。但是，由于实行“左”倾教条主义的错误方针，终于遭到严重失败。1934 年 10 月初，博古等中共中央和中央革命军事委员会领导人决定放弃中央苏区，退出中央根据地进行长征，率领中央红军主力红一、三、五、八、九军团及机关直属队共 8.6 万余人，于 1934 年 10 月 18 日傍晚，从江西雩都县渡过贡水，开始了长征。其间共经过 11 个省，翻越 18 座大山，跨过 24 条大河，走过荒无人烟的草地、翻过连绵起伏的雪山，行程约二万五千里。1935 年 6 月，红一、四方面军会师后，6 月 26 日，中共中央政治局在两河口召开会议，确定了红军北上创建川陕甘根据地的战略方针。张国焘借口给养困难，反对北上，主张南下，并自恃枪多势众，公然向党争权要担任军委主席。中共中央坚决决拒绝了张国焘的无理要求，但为了照顾红军的团结，7 月 18 日任命张国焘为红军总政治委员。7 月 21 日，中革军委决定红四方面军总指挥部为红军的前敌总指挥部，徐向前兼总指挥，陈昌浩兼政委，叶剑英任参谋长；并将红一方面军第一、三、五、九军团，改称第一、三、五、三十二军。原红四方面军的第四、九、三十、三十一、三十三军的番号仍旧。8 月 3 日，红军总部制定进军甘肃南部的“夏（河）洮（河）战役”计划，决定把红一、四方面军混合编成右路军和左路军。右路军包括在毛儿盖地区的红一方面军的第一、三军，红四方面军的第四、三十军，军委纵队的大部分及新成立的红军大学，由徐向前、陈昌浩、叶剑英率领集结北上，经草地到班佑。毛泽东、周恩来随右路军行动。左路军包括在卓克基及其以南地区红四方面军的第九、三十一、三十三军，红一方面军的第五、三十二军及军委纵队的一部分，由朱德、张国焘、刘伯承率领集结北上，经草地到阿坝，再到班佑与右路军会合。张国焘阳奉阴违，故意拖延，并于9月9日致电中革军委，坚持“乘势南下”的主张，同时他又背着党中央密电右路军政委陈昌浩率右路军南下，企图分裂和危害党中央。毛泽东、周恩来、张闻天、博古等经紧急磋商，为贯彻北上方针，避免红军内部可能发生的冲突，决定率右路军中的红一、三军和军委纵队迅速转移，脱离险境，先行北上，到达甘肃岷县以南的哈达铺时，部队正式改编为中国工农红军陕甘支队，10月19日抵达陕甘根据地的吴起镇。11月3日，中华苏维埃共和国中央政府决定成立中国工农红军西北革命军事委员会。同日，西北军委宣布恢复红一方面军番号。

红二十五军：1931年10月成立于鄂豫皖苏区，1934年11月按照中共中央指示，与鄂豫皖省委从河南省罗山县向西转移，12月进入陕南，创建了鄂豫陕革命根据地。此时军长程子华、副军长徐海东、参谋长戴季英、政治委员吴焕先、政治部主任郑位三。1935年7月，为策应中央红军，西进甘肃东部，9月到达陕甘苏区，9月15日到达陕西延川永坪镇，与刘志丹陕北红军红二十六军、红二十七军会师会于延安附近，合编为红十五军团，共约7000人，行程近万里，长征中最早到达陕北的一支红军。在红军陕甘支队到达陕甘苏区后，与之合编为红一方面军。

一、中央红军突破敌人四道封锁线时的卫生工作

当敌人深入中央苏区内部作战，红军的人力物力都遭受到重大损失的情况下，中央红军决定实施战略转移。转移前，总卫生部给各军团调整补充了卫生人员，下发了三个月的药品。转移时，除留下8000余名伤病员和少数游击部队外，各医院、卫生学校以及随总卫生部行动的老弱妇孺和一批干部伤病员等，跟随红军主力及中央机关和后方机关共8万余人退出中央苏区。1934年10月21日，以一、三军团为前锋，从龙布到韩坊一带全线出击，当晚即占领了白石圩等地，突破了敌人的第一道防线。[①] 八、九军团随即跟上

① 《中国工农红军第一方面军战史》，解放军出版社，1993年版，第497页。

一、三军团前进，五军团担任掩护全军的后卫。突围前，中革军委命令赣南军区游击队前出白石、双园等地接收突围作战中的伤病员，后送小岔、唐村。为了接收这批伤病员，赣南军区布置了由前线到根据地的一系列收容后转机构，大体上分为两条后送路线：三军团的伤病员，由白石圩经韩坊附近的大坝转运站，后送到小岔的医疗所收治，然后再由小岔经牛岭转到小溪；一军团的伤病员，从双园经唐村转运站送到畚岭的医务所，再由此转到小溪。小溪是两条后送路线的汇合点，以此为中心开设的医务所和医院，其收容分工是：小溪的三个医务所和一个后方医院、新陂的一个医务所和一个后方医院、于都的一个后方医院，收容野战军的轻伤病员；在马岭，畚岭的两个医务所和两个后方医院，收容野战军的重伤病员。为了保证伤病员的安全后送，赣南军区还派了地方武装在马岭、畚岭、小岔、唐村等地驻扎，专门担任掩护。[①] 从10月22日到25日的四天时间内，进行了紧张的收转工作。各军团从地方动员来的挑米夫子，也参加了抬运重伤病员的工作，使重伤病员首先得到后送。由于战况的变化，25日以后的后送工作停止，剩下没来得及后送的伤病员，分三种情况处理：一是由军团医院收容重伤病干部，并负责途中治疗；二是能随军行动的轻伤病员，随军团后方部前进，由军团的收容队收容带走；三是凡近期内不能治疗的重伤病员，由各军团派人送到粤赣边油山游击区，请当地党政机关妥为安置，并发给每人十个大洋的休养费，治愈后即留在当地参加游击活动。[②] 这种分别处理的办法，既适应当时的客观情况，保存了部队的骨干，又考虑到减轻部队的负担，而且对发展地方游击战争也有利。

突破第一道封锁线后，红军主力沿粤赣边境西进，连续突破了湘粤两省军阀布置的第二道和第三道封锁线。全军数万人沿湘粤边山地的羊肠小道行进，拥挤不堪，常常是一夜只翻过一个小山坳，且部队非常疲劳，因病减员

---

① 中国人民解放军历史资料丛书编审委员会：《后勤工作文献（1）》，解放军出版社，1997年版，第420～422页。

② 中国人民解放军历史资料丛书编审委员会：《后勤工作文献（1）》，解放军出版社，1997年版，第420～422页，第423页。

很多。11 月 8 日占领临武、永明等地。据当时中央纵队的统计，一个月来减员 651 名，其中因病减员 400 名，占总减员数的 61.4%。这批伤病员也分三种情况处理：由随军医院收治的有 219 名，留队边行军边治疗的 157 名，其余 24 名重伤病员则寄留在当地群众家中。

11 月下旬，红军主力继续由湘南西进，打算到黔北与二、六军团会合，而引起了蒋介石的极度恐慌，组织了各省军阀部队约 40 万兵力，企图凭借湘江天险构成第四道封锁线，把红军消灭在全州、兴安、灌阳的袋形阵地内。面对敌人的重兵堵截合围，博古和李德等人，命令部队猛打硬拼，夺路突围。为掩护中央纵队渡湘江，红军各军团在全州附近扼守湘江渡口，抗击敌人的堵截和追杀，经过五昼夜浴血苦战，付出重大伤亡代价，完成了保证中央纵队安全渡江的任务。这次战斗，是长征中最激烈的一仗，红军损失惨重，“中央红军和军委两纵队，已由出发时的 8.6 万余人锐减到 3 万余人。[①]”

红军渡过湘江之后，为实现与二、六军团会师，沿越城岭北上。部队在大山中行进，山路崎岖陡峭，一天只能前进十几里。特别是后方机关带着工厂器械，庞大而笨重，上高山，过悬崖，十分困难，常常是走走停停，边走边睡，人困马乏。担架上的重伤病员，由看护扶着爬山越岭，困难更大。轻伤病员则拄着棍子走路。晚上在路旁露营，衣被单薄，蚊虫滋扰。饮食给养也没有保证，多少天吃不上一顿熟食。医院的女同志表现得特别出色，她们除了照顾伤病员的治疗和饮食外，还替换民工抬担架。政治部的工作人员，在伤病员经过的山口、路旁设立茶水站、鼓动棚，演唱革命歌曲，鼓舞行军情绪。林老（伯渠）、徐老（特立）、谢老（觉哉）等人，都年过半百，但他们经常步行，把自己的马让给伤病员骑。由于官兵、军民、同志间的相互关怀，发扬团结与阶级友爱精神，整个部队的士气是高涨的，以致能在这样艰苦的环境条件下继续行军。

翻过越城岭山脉之后，虽然暂时摆脱了敌人的追击，但红军的战斗力已严重削弱，同时又面临着敌人在黔、桂、湘边界的布防堵截。根据这种情况，

---

① 《中国工农红军第一方面军战史》，解放军出版社，1993 年版，第 506 页。

采取毛泽东放弃与红二、六军团会合的打算，改向敌人力量薄弱的贵州进军的建议，这期间又重新整编了部队。这次整编，主要是减少后方机关，充实战斗部队，使各军团保持有一定数量的战斗成员。首先是撤销了师的后方机关，取消了兵站和师医院，只保存人数精干的师卫生部和团卫生队。师、团运输队的人数各缩减一半。接着缩编军团后方机关，“军团医院：一、三军团缩编为两个所，五军团一个所。”[①] 取消九军团医院，编为师卫生部。取消了八军团建制，除营以上干部外，其余人员编入红五军团，红八军团军团长周昆、政治委员黄甦和红五军团参谋长刘伯承调回军委工作，任命陈伯钧为红五军团参谋长，曾日三为政治部主任。同时决定军委第一、第二纵队合并为军委纵队，刘伯承任中革军委参谋长兼军委纵队司令员，陈云任政治委员，叶剑英任副司令员，钟伟任参谋长。辖第一、第二、第三梯队，纵队首长兼第一梯队首长，何长工任第二梯队司令员兼政治委员，李维汉任第三梯队司令员兼政治委员。[②] 总卫生部编入第二梯队。这次整编是边行军作战边进行的，甩掉了一些笨重辎重和一些卫生装备，使部队的机动性加强，团以下的战斗员得到了一定数量的充实。部队整编完毕后，继续挥师西进，接着打败贵州军阀，先后占领黄平、余庆、瓮安等十余座县城，于 1935 年 1 月初渡过乌江，7 日晨占领遵义。

二、遵义时期的卫生工作

1935 年 1 月中旬，党中央在遵义召开了政治局扩大会议。遵义会议明确回答了红军的战略战术方面的是非问题，指出了博古、李德军事指挥上的错误；同时改组了党中央的领导，特别是军事领导，解决了当时党内所面临的最迫切的军事问题，结束了“左”倾教条主义在党中央的统治，实际上确立了毛泽东在党中央的领导地位。在极端危急的历史关头，挽救了中国共产党，挽救了红军，挽救了中国革命。在政治局开会期间，部队进行了短时间的休

---

① 中国人民解放军历史资料丛书编审委员会：《后勤工作文献（1）》，解放军出版社，1997 年版，第 428 页。

② 《中国工农红军第一方面军战史》，解放军出版社，1993 年版，第 509 页。

整。总卫生部抓紧时间召开了各级卫生机关负责人参加的会议，检查长征以来行军作战中的卫生工作，总结经验，评选模范卫生单位。评选工作是在各级军政首长的领导下，由下而上民主评定的。评选标准只有两条，即发病少和不丢掉伤员。红四团符合这两条标准，被授予“卫生模范团”的光荣称号。[①] 同时各医院也开展了突击治疗运动，时间虽然很短，但由于全体医护人员的努力和各方面的有力配合，也取得了很大成绩。据当时的统计，治愈归队的伤病员达80%。仍留在医院的伤病员，都更换了血衣，发给每人毛巾、肥皂、纸烟和两块大洋的零用钱。这是长征以来伤病员第一次享受到的物资慰劳。

政治局扩大会议后，根据红军现有的实力又进行了一次整编。红一军团改编为直辖六个新编团，三军团改编为直辖四个新编团，五、九军团改编为各直辖三个新编团。[②] 每团都是四个大连，每连200人左右。各后方机关再次进行减缩。军团除保留有供给部、卫生部、野战医院（两个所）、运输队及担架排（人数也大大减少）外，其他后方机关都撤销了。师医院也撤销了，充实到团卫生队。

长征开始时，红军卫生学校的护士班，调剂班分散到各部队在工作中学习，只有军医第六、七、八期100多人留在学校，连同教、职员近200人，在校长陈志方带领下，携带图书、仪器、X光机随军出发。在行军中，每天也尽可能挤出一两小时上课和讨论，大休息时，教员利用门板当黑板讲课，走路时边走边讨论，并把这批学生编成担架队、运输队、救护队、教育队和休养所。部队入黔后，作战频繁，行动急速，无法进行教学，遂把学生分配到各军团医院在工作中学习，图书、仪器、X光机也都隐蔽、精简。[③] 到遵义后，红军卫生学校住在省立第二中学内。为训练干部，第二天即致电各军团，调卫生人员学习，没几天，先后到了二百多人。红军卫校准备了书籍，排好

① 冯彩章：《贺诚传》，解放军出版社，1984年版，第101页。

② 《中国工农红军第一方面军战史》，解放军出版社，1993年版，第525页。

③ 陈志方：《在战火中诞生》，《革命卫生工作回忆录》，人民卫生出版社，1979年版，第40～41页。

了课程表，抓紧分班上课。教育主任王斌，教员李治、孙仪之等努力教授，学生们积极学习，以常见传染病和战伤急救为教育中心，在短时间内提高了一批干部急需的技术知识。[①]

红一、四方面军会合后，红军卫生学校也分为两部分随右路军和左路军行进。右路军于1935年10月到达陕北。随左路军行动的另一部分红军卫生学校的师生，当部队南下到达松岗后，利用休整时机收回未毕业的军医班六期生开始复课，并招收了一批新学员。[②] 这时的教员有孙仪之（教务主任）、苏井观、许德、周济藻等人，他们继续发扬了艰苦办学的精神，用木板搭起来做课桌，用树墩做凳子，用锅灰涂成黑板，用白土代粉笔，用铁皮自制笔尖，用颜料自配墨水，用自制的蜡纸（毛边纸涂上蜡烛油）刻写讲义，用废旧经文做讲义纸。军医班的第六期学员就是在这种条件下于1936年7月在芦霍完成教学计划走上工作岗位的。

红军卫校先期到达陕北的部分人员，经过整顿，于1936年春在瓦窑堡复课。当时卫校（瓦窑堡复课的）只有校长王斌，政委由吕振球兼任，教员有李治、李维桢。[③] 每天上午上课六小时，下午到医院实习，晚上自习。在这里，招收了军医第七、八期和调剂第六期。5月，卫校（瓦窑堡复课的）迁至康家沟。10月，随红四方面军行动的卫校部分人员到达陕北。两部分会合后，由王斌任校长，孙仪之任副校长兼教育主任，增加戴正华同志等为教员。这时红军卫校住在吴起镇西南的台儿湾，以后校址从阎店子、甘谷驿、张村几次搬迁，最后定在延安的柳树店。

从1934年长征到抗日战争开始，红军卫生学校军医班培养学员六十五人，调剂班培养学员六十多人，看护班培养近百人。[④]

---

① 李治：《长征中的卫生教育和医疗工作》，总后卫生部办公室《军队卫生工作回忆录》，未刊稿，第102页。

② 陈志方：《在战火中诞生》，《革命卫生工作回忆录》，人民卫生出版社，1979年版，第43页。

③ 李维桢：《药学教育的回忆》，总后卫生部办公室《军队卫生工作回忆录》，未刊稿，第97～99页。

④ 《中国医科大学一览》1950年，第3页。

三、转战川黔滇时的卫生工作

1935年1月19日，中央红军兵分两路从松坎、桐梓、遵义等地出发，向赤水、土城方向开进。在川黔滇边境与十二倍于我之敌周旋后，于3月22日四渡赤水，南渡乌江，巧妙地跳出了敌人的合击圈。5月9日，红一、三、五军团于绞平渡抢渡金沙江成功，红九军团也在盐井坪等地区抢渡过了金沙江。[①] 至此，终于摆脱了几十万敌军的围追堵截，彻底粉碎了蒋介石企图围歼红军于黔滇边界的狂妄计划。5月30日中革军委率领的红军主力从泸定桥渡过了大渡河。在这四个月的运动战当中，由于连续行军作战，红军的伤病员也不少。在转战途中，以卫生部门为主沿途设置了收容队，收容发生的伤病员和掉队的战士。土城战斗后，由于急行军，总卫生部将三个直属干部休养所进行缩编，改为两个干部休养连。第二次进入遵义后，为救治娄山关战斗中的重伤员，休养连也展开手术室工作，做了扩创、摘取弹片、手术固定和截肢等手术。当时部队行动频繁，凡不能随军行动的伤病员都寄留在群众家里。随军休养的较轻伤病员则更多。各军团野战医院也都是满额收容。由于敌机的猖狂活动，部队多于夜间行军，医护人员负责照护伤病员就倍加辛苦。当时采取的办法是，把看护分成消毒、换药、护理三个班，在每次出发前就做完消毒、换药、服药和其他准备工作，同时由护理班派出打前站的人，先到宿营地或休息地烧好开水，做好稀饭。行军时医生也分成组，负责几个班或一个排的伤病员，便于在休息时及时换药或治疗。医生、看护有的还参加抬担架，背伤员。到达宿营地后，首先是找门板、稻草给伤病员搭铺，然后是治疗、换药、照顾伤病员洗脸、洗脚、开饭。这一切都做完之后，才能料理自己的食宿。医护人员天天如此，虽然辛苦劳累，但大家都充满了革命必胜的信念，干劲十足，各项工作都做得有条不紊。[②]

---

① 《中国工农红军第一方面军战史》，解放军出版社，1993年版，第547~549页。

② 涂通今：《红军长征中的卫生工作》，《新中国预防医学历史资料选编（一）》，人民军医出版社，1986年版，第358~359页。

经过黔西北的迂回运动战，突破了数十万敌人的层层包围，敌人的后方出现了空虚，造成了进军云南的大好时机，带着胜利后的喜悦心情，行进在广阔的云贵高原上。因为都是白天行军，部队卫生工作比较好做。15 里一小休息，30 里一大休息，60 里即宿营，转战中的疲劳有所缓解，战士们精神焕发，伤病员有说有笑。这时正是云南的初夏季节，天气较热，为预防中暑和肠道传染病，要求部队在出发前喝足、带足开水，注意行军途中的饮食卫生。每到一地，由各团卫生队选定饮用水源，并立牌标明，进行卫生侦察，了解当地有无传染病；深入到排、班检查发病情况，督促战士洗脚、治脚泡、挖厕所。如发现驻地有传染病患者，即使已经住下，也建议由司令机关下令立即离开。宿营地的卫生由部队负责彻底清扫。离开时要掩埋厕所，归还借物。在中央苏区时形成的一套卫生制度和卫生习惯，在这次行军中都能较好地去做，这对保证部队健康起了一定作用。

5 月初，当红军巧渡金沙江之际，敌人以六个团的兵力从侧翼袭击红军，担任后卫的红五军团立即组织反击，消灭敌人敢死队四五百人，打垮了敌人的进攻，并乘胜追击到离金沙江数十里的团街地区。此次战斗，红军以团为单位组织了救护工作。在阻击阶段，由连队的抢救小组把伤员后送到团卫生队；在反击阶段，则由团卫生队派担架排把伤员抬回。运送伤员的路线不同于以前的，是不把伤员由前往后输送，而是由后往前输送，因为部队要继续前进。对伤病员的处置，仍是轻者随军，重者寄留。对寄留在群众家中的伤病员，尽量多留些药品和钱物。当时各团的卫生力量，在遵义整编时都得到了加强，有卫生队长 1 人，医生或医助二三人，司药 1 人，卫生长 1 人，看护四五人，担架排 21 人（七副担架）。卫生装备有简单的手术器械一套，可以做小手术，如取弹片、缝合、结扎血管、整复固定等。各营也有救护所，有医生或医助 1 人，卫生指导员 1 人，担架班 15 人（五副担架）。营救护所的卫生装备有止血带、夹板、注射药剂（镇痛、止血、强心）等。各连队的战救力量是以卫生员为主组成的，有文书、通信员、管理员、炊事员等六七人。各排还有卫生战士 1 名（有的是以班为单位设卫生战士1名)。[①] 团以下卫生队战救力量是比较强的，这是遵义整编的结果。

5月25日，红一军团一部从安顺场强渡大渡河成功后，沿河右侧北上，大部队从安顺场沿河左侧北上，以一天一夜强行军240里的速度赶到泸定桥，冒着敌人炮火进行强夺。在部队急行军的过程中，途中与敌人遭遇，进行了十几次战斗。时逢大雨，发生的伤病员全部随队前进，能走的自己步行，重伤病员用担架抬着赶路。在距泸定桥110里的猛虎岗遇上敌人一个营的阻击。为保证部队迅速通行，一军团首长命令前卫团的伤病员全部留给后卫团收容，待战斗结束后再归队。当部队抢渡泸定桥时，敌人放火烧桥，红军发生了一些烧伤病号，也由跟进的部队进行抢救收容。这次火线救护的特点是，伤病员都发生在前卫兵团；在夺取渡口和抢渡阶段发生的伤病员，都是抢下火线后就地隐蔽，不前送也不后转，待夺取阵地、解除了敌人的炮火威胁之后，再进行治疗和处理。

当部队前进到四川境内时，面对着环境的艰苦、战斗的频繁、条件的恶劣等现实情况，中革军委异常关心部队的团结与稳定，尤其重视对包括医务人员在内的各种技术人员的团结与争取工作，以发挥他们的技术特长，安心留在部队更好地为红军服务。为此，中央军委于1935年2月10日发布了《朱德、周恩来、王稼祥、李富春关于优待技术人员的指示》主要内容包括："（甲）各级首长特别是政治工作人员应加强对特种技术人员的领导，要他们参加各项政治的研究与政治活动，特别要向他们说明目前的创造川西北以至全四川的苏区根据地的胜利条件，加强他们对革命胜利的信心。（乙）在目前因为经济的困难，暂时减少津贴发零用费的意义，要从新来一次解释工作，使他们在自愿的原则之下，来拥护军委这一决定。假如他们在改正［成］发零用费后感觉着无钱用的话，对于技术特别好的人员，可给予用苏维埃纸票兑换现洋的便利，同时打土豪来的食物用具应多多的分配给他们，使他们不

① 廖明亮：《金沙江阻击战中的战救工作回忆》，《新中国预防医学历史资料选编（一）》，人民军医出版社，1986年版，第353～355页。

感觉缺乏。（丙）已规定了马匹、特务员、练习生与行李担子的技术人员，应不使他们感觉缺乏。如果在他们的职务上没有规定这些的话，在他们的生活上确实感着困难的，也可以酌量的增加，对于有病的更要很好的招呼，不要使他们掉队。”① 中央军委的这一指示，是对红军卫生工作的极大关怀，对团结争取高级医务技术人员也发挥了积极作用，成为在更加艰苦的环境下完成卫生保障任务的一大鼓舞力量。

四、爬雪山过草地时期的卫生工作

爬雪山过草地是红军长征途中最为艰难困苦的一段历程，红军卫生工作也经受了一次史无前例的严峻考验。

红一方面军在雪山地区历时 31 天，行程约 2000 华里，从四川宝兴县的硗碛起，到达松潘县的毛儿盖止，中间经过夹金山、梦笔山、马塘梁子、仓德梁子、打鼓山 5 座大雪山。这些雪山的共同特点是山高、寒冷、积雪终年不化、无路、空气稀薄。就高度来说，大都在 3000 米以上，有的高达 4500 米。虽然是六七月的盛夏季节，但在雪线以上稍事停留就会冻坏。一步一步攀登，越往上越冷，空气越稀薄，呼吸越困难，体弱的人极易晕倒，必须靠别人扶持。当时部队都是穿着破烂的夏装，没有御寒装备，就更增加了寒冷威胁的严重性。加之部队经过连续行军作战之后，体力还没有来得及恢复，因而遇到的困难就更多。在这种情况下，防寒保暖和克服呼吸困难就成为通过雪山必须解决好的两个重大难题。部队出发前曾设法买到一些烧酒分给战士，冷时喝上一口御寒。有的把毯子裹在身上。当先头部队爬过第一座大山夹金山之后，卫生机关就总结经验，制定出预防冻伤和呼吸困难的措施，由司令机关以命令形式下发后续部队遵照执行。这些措施的内容包括：部队务须于翻越雪山的前一天到达登山出发地，天一亮就出发，力争在当天 11 时以前翻过山顶（因到下午气候多变，常有狂风大雪）；在登山之前，要动员部队既树立翻越雪山的信心，又要充分估计到各种困难，做好充分准备，每个战

① 中国人民解放军历史资料丛书：《后勤工作文献（1）》，解放军出版社，1997 年版，第 436 页。

士都要带些御寒生热的食品，如生姜、胡椒、辣椒、烧酒等物；每人发强心药数包和急救水一小瓶，多穿衣服；出发前吃热饭，要吃饱吃好；减轻运输员的挑担重量，身体好的战斗员也分担挑些东西；体力虚弱的骑马，或指定人搀扶，实在不能走的用担架抬，四人抬一副担架；由各连队抽调体力好的组成开路先锋，为跟进部队探出一条安全路线，把路面踩实；登山时要求部队紧紧限上，后边的人踩着前边人的脚印走，开始时不能走快，以保存体力；到达雪线前进行一次休息，检查鞋袜和着装；越过雪线后不能停步，不准休息，不准说话、唱歌，更不准掉队，再疲劳也要坚持走（一掉队，往往风雪就盖住了前边人的脚印而迷路，容易发生意想不到的危险）；呼吸困难时，要走一步做一次深呼吸，前后左右的人要互相关心，发现神态异常的人要主动搀扶，帮助背东西等。伤病员过雪山时，大多数是骑马或坐担架，用毛毯裹好身体，由医护人员带着强心药和急救水等伴随着前进。① 以上这些措施收到了明显的效果，使寒冷和缺氧给部队带来的危害减少到最低限度。

在翻过最后一座雪山——打鼓山之后，继续北上就进入了草地。为了顺利地通过草地，在毛儿盖时就做了必要的准备。例如，军委纵队和三军团后方部的同志把自己割的青稞麦晒干后送给医院，作为伤病员通过草地时的食粮。医院还设法为伤病员准备了少量的牛肉干和乳酪。为了御寒，医院的医护人员给每个伤病员织了一件羊毛衣。医院和各休养所的药品器材，特别是途中使用的纱布、棉花、镊子、探针、手术刀等均事先洗净煮沸消毒，分别用布包好或封在大口瓶内，以便随时使用。

一进入草地，野草丛生，沼泽遍地，百余里内见不到人烟，没有道路，多数水源含有毒质不能饮用，气候变幻莫测。部队在这样一个地区行进，早晚经常遭受到狂风冰雹的袭击，时有陷进泥潭而丧生的危险。红军卫生人员和广大指战员一起，以惊人的英雄气概，同这种异常恶劣的环境气候条件进行着生死搏斗。许多医护人员为了照顾伤病员和体弱的战友，把自己的一点粮食让给别人吃，自己却以野菜、野草充饥。夜晚露营时，不顾一天的疲劳，

① 高恩显：《新中国预防医学历史资料选编（一）》，人民军医出版社，1986年版，第360页。

先为伤病员选择一处无水的干地或土丘，支架起简单的围帐布篷，以防风遮雨，进行各种治疗处置。然后拾捡些干柴、牛粪等生起半明半灭的篝火，为伤病员驱寒，为伤病员烧开水、弄饭。尽管没有什么吃的，哪怕只是一把野菜也让伤病员吃上热食。医务人员以这种为革命献身的精神，使绝大多数伤病员度过了健康人都难以承受得住的草地威胁，安全地通过了草地，到达了班佑、巴西地区，历时7天，行程500华里。[①]

在通过雪山、草地的过程中，由于自然环境条件的异常恶劣，部队给养的缺乏，部队卫生工作的减弱等原因，仍然有不少红军指战员被夺去了宝贵的生命，为人们深切怀念。

五、陕甘宁根据地时的卫生工作

当中央红军与红四方面军在川西胜利会师准备继续北上抗日之际，正是日本帝国主义向中国发起新的侵略，中共中央为实现北上抗日的任务，决定由红一方面军北出草地，继续向甘陕广大地区前进。8月27日到达班佑、巴西地区，接着进行了包座战斗，打垮了敌胡宗南部两个团的阻击，打开了通向甘南的门户。[②] 由于包座战斗的胜利，红军得以在班佑、巴西地区暂时停留，获得了休整、补充和进行卫生整顿的机会。包座战斗的伤员不多，共175人，全部由纵队医院收治。部队在补充给养、改善伙食、恢复体力的同时，进行洗澡、理发、洗衣等清洁卫生活动。各级卫生机构抓紧这一有利时机对伤病员进行突击治疗。由于各方面的配合，部队很快消除了疲劳，恢复了整洁的军容，卫生面貌为之焕然一新。然后进行北上抗日的政治动员，全军指战员精神焕发，士气大振。

1935年9月中旬，中共中央决定以红一、三军组成“陕甘支队”，从巴西出发向陕甘抗日前进阵地挺进。陕甘支队下辖三个纵队。[③] 红一军为第一纵队，下辖四个大队，卫生部长姜齐贤，政委肖望东，医院院长姬鹏飞；红三

---

① 高恩显：《新中国预防医学历史资料选编（一）》，人民军医出版社，1986年版，第351～353页。

② 《中国工农红军第一方面军战史》，解放军出版社，1993年版，第566页。

③ 《中国工农红军第一方面军战史》，解放军出版社，1993年版，第573页。

军为第二纵队，下辖三个大队，卫生部长饶正锡，副部长曾育生（兼医院院长）；中央军委纵队为第三纵队。在行军途中，全军情绪饱满，斗志昂扬，意气风发，一路上又不断进行卫生整顿，加紧对随队伤病员的治疗，注意部队的体力恢复和战斗力的保持。突破天险腊子口后，前进到甘南哈达铺又休息了两天，再次进行卫生整顿，对个人卫生、驻地环境卫生都提出了严格要求。

为了改善过雪山、草地造成的过度体质虚弱，总部拿出一笔慰劳金作为改善伙食之用。哈达铺这地方物资条件比较好，粮食、肉蛋等都能买到，因而伙食得到很大改善，全体指战员的体力有所恢复。9月下旬，全军北渡渭水，占领榜罗镇和通谓县城，经过回民地区，击溃敌骑兵部队的尾追，越过了六盘山，于10月19日到达陕甘根据地边缘的保安县吴起镇。这一路上的行军卫生和医疗救护卫生工作，是长征以来做得最好的。个人卫生、环境卫生、行军卫生、驻军卫生、火线抢救、医院治疗等，都形成了制度，成为部队生活的一个重要内容。在青石嘴宿营后，检查出有个连队的厕所没有掩埋，部队已走出了半里多路，仍然派人回去掩埋好。红军对卫生工作的重视，不仅对保障部队健康有好处，而且给沿路居民留下了极为良好的印象和影响，扩大了红军的政治声誉。在这次行军中，红军卫生学校的部分学员组成了后卫团，负责掩护并执行收容队的任务，对掉队战士进行收容治疗，起了很大作用。

红军到达吴起镇后又休息了7天，接着便投入到为巩固与扩大西北革命根据地的斗争，使之成为抗日前进阵地的新阶段。

第二节　红四方面军长征中的卫生工作

1935年3月28日至4月21日，放弃川陕根据地，强渡嘉陵江，向西挺进，总指挥徐向前，政治委员陈昌浩，副总指挥王树声。6月，抵达岷江以西的懋功与红一方面军会师。因张国焘坚持南下而反对中央的“北上路线”，南下再度过草地，屡遭挫折，部队损失严重。① 1936 年 7 月，张国焘最后同意红四方面军主力向毛儿盖集中，红二军团、红六军团与红四方面军在甘孜会师。红二、六军团旋即组成红二方面军，与红四方面军共同北上。1936 年 10 月 22 日，红一、二、四方面军在甘肃会宁会师，长征结束。

一、与红一方面军会师后卫生工作的整编

1935 年 4 月，正当嘉陵江战役即将取得全胜的时候，张国焘却指挥后方机关、部队、医院等实行大搬家式的西撤。这时，后方医院和 7 个分院共有万余名伤病员，在妇女独立师和群众组成的担架队的协助下，把 11000 多名伤病员搬运渡过嘉陵江，只留下少数重伤病员分散安置在原医院驻地附近的群众家中。总医院进驻到剑阁后，在这里停留了一个多月，开展了突击治疗，将大部分伤病员治愈出院，从而使医院的负担大大减轻，为做好行军卫生工作创造了条件。5 月间，为突破敌人的围攻，红军向岷江地区转移。在转移时，团以上单位都组织了收容队，总医院负责组成收容总队，收容行军中发生的伤病员和掉队人员。为了便于行动，尽量把收容队化小，每个分院也组成一个小收容治疗队，并在沿途设立转运站，使伤病员得到休息、吃饭、换药和更换担架民工。由于采取了这些措施，没有丢掉伤病员，使全军先后顺利地到达了懋功与理番。

在懋功与红一方面军会师后，红四方面军的卫生机关进行了一次整编。红四方面军的总医院与中央军委总卫生部合并。原总医院院长周光坦任总卫生部政治委员（总卫生部长仍是贺诚），红四方面军的各军、师的医院相继改编为各军、师卫生部。红四军卫生部长游德顺，红九军卫生部长单承猛，红三十军卫生部长徐基兴，红三十一军卫生部长熊又刚，红三十二军卫生部长吴清培（后张汝光），红三十三军卫生部长肖邦宁，各团的医务所改编为团卫生队。② 总卫生部下设医政局（局长苏并观）、保健局（局长陈志方）和其他

① 《中国工农红军第四方面军战史》，解放军出版社，1989 年版，第 340 页。

② 中国人民解放军历史资料丛书编审委员会：《后勤工作回忆史料（1）》，解放军出版社，1997 年版，第 589 页。

机构，医政局下设医政科（科长侯友成）、材料科（科长江有德）、中医科（科长丁世芳）等。与此同时，还成立了后方医院办事处，主任周吉安，政委徐立清。各分院均改为后方医院，归后方办事处领导。红四方面军所辖军、师医院，均改称卫生部，团医务所改称卫生队。这是按照中央红军的编制进行改编的，达到了机构名称、人员编制的统一。经过这次改编，改变了红四方面军过去沿用的医院体制，建立与健全了各级卫生行政组织，扩大了业务工作范围，使医疗救护与卫生防疫两大任务的实施，有了组织上的保证。

为了顺利通过纵横数百里的大草地，在出发前，各后方医院将重伤病员都安置在当地可靠的群众家里，发给安置费和伤病员的生活医疗费。历尽千辛万苦，付出了相当大的代价，终于越过了被称之为“人间绝境”的草地，于9月初到达阿坝地区。9月中旬，张国焘为实现他分裂党、分裂红军的阴谋野心，竟然拒不执行党中央北上抗日的决议，擅自率领刚刚越过草地的红四方面军再次经过草地南下，因此，又被草地这异常恶劣的自然环境夺去了许多人的宝贵生命。

二、向西康东北转移途中的卫生工作

为了保证部队向西康东北转移，1936年3月9日，总指挥部下达了《关于后方医院工作的指示》，规定总卫生部的任务：①治疗大批伤病员迅速出院；②针对目前行动区域易发生的病症实行广泛深入的卫生预防教育；③研究利用就地药材和卫生材料、尽量节约西药；④继续培养大批卫生员，建立连队卫生系统。为了完成任务，四方面军的全体卫生工作人员进行了紧张的突击治疗活动，深入部队进行卫生宣传教育。

当时7个后方医院和1个残废院，分别设在丹巴、岳扎、巴地、达维、懋功和三叉沟一带。因几个月来部队连续作战，故每个医院均收容了五六百名伤病员。在处境极其困难和缺乏药品的情况下，医护人员想尽办法用代用品进行治疗。例如，用煮沸过的羊毛代替脱脂棉擦拭伤口，用酥油煎过的喇嘛经文纸代替纱布敷盖伤口，用竹子制作镊子、探针等各种医疗用具，用草药治疗各种疾病，用缝衣针、线缝合伤口。经过医护人员的努力，仍治愈了一大批伤病员，补充了部队的战斗力。

在部队出发前，将7个后方医院未治愈的一部分轻伤病员交给三十一军携带，另派一个医院带领剩下的500多名轻伤病员随总卫生部后方办事处行动，经巴丹开往道孚。重伤病员则集中到两个医院，临时配给三个担架营（多为女同志）负责抬运，由三叉沟经崇化，开往观音河一带。为做好物资保证，担任收容任务的3个医院都派出人员参加了筹粮委员会的工作。筹到的粮食，优先供给医院，鉴于行军路线将要通过海拔五千多米的拆多雪山，总供给部弄来一批活牛羊，准备在路上宰杀，并为医院的伤病员用牛羊皮、毛等，制作了衣帽、鞋袜、裹脚、雨具、干粮袋、马褡子等用品。①

时令刚交6月，部队进入了雪山地区。为了在中午以前翻过山顶，医院都在头一天下午开始行动，连夜靠近主峰，尽量缩短翻越主峰的距离，全体医护人员和担架队员，在漆黑的夜里，步履艰难地抬着伤病员行进在陡峭冰滑的山路上。上山时，汗流浃背，汗水浸透衣服，到山上经冷风一吹，湿透了的衣服立即冻成冰筒。有时狂风卷着积雪使人立不住脚；有时冰雪反射着强烈的日光刺得眼睛失明；稀薄的空气，使人呼吸困难，头晕脑涨，腰酸腿软。在这种极端恶劣的条件下，医院全体人员表现出高度的阶级友爱精神，以惊人的毅力，战胜了大自然所加给的生死威胁，护送着伤病员翻过雪山。

在翻越雪山时，卫生机关抽调大批医护人员协同兵站部在沿途设立招待站、换药所、茶水站。设置地点，都选在山脚和山两侧的半腰处，临时搭起棚子，作为伤病员休息、吃饭、换药的处所。同时，各医院还派出年轻力壮的男看护参加部队组织的爬山收容队，携带急救药品，从冻伤、缺氧的死亡威胁中，抢救了不少掉队战友的生命。

自1935年6月与红一方面军懋功会师以来，红四方面军在张国焘的控制下，接连南下、北上、西进，往返雪山、草地之间，浴血苦战，致使部队遭

---

① 中国人民解放军历史资料丛书：《后勤工作文献（1）》，解放军出版社，1997年版，第488页。

到极大的损失与伤亡。翻过雪山之后，前进到甘孜地区，部队又进行了一次整编。[①] 整编后，团卫生队有队长、政治指导员、医生、司药和看护班、管理排、担架排等，共有111人。师卫生部有医务主任、医生、司药、看护等共13人。军卫生部有部长、政委、卫生主任、司药、医生、看护和管理人员共95人，另设机动卫生队（实际上是一个小型医院）和担架队。卫生队和担架队的人数，视所辖部队人数的多少而定。这次整编，主要是缩减师卫生部的人员，因为各团伤病员都直接送军。如师单独行动时，则由军卫生部拨给机动卫生队和担架队予以加强。在部队进行整编的同时，用羊肝、牛肝等治愈了一大批过雪山时发生的夜盲患者。

三、与红二方面军会师后的卫生工作

1936年7月2日，红二、四方面军在甘孜会师后，为了实施对两个方面军卫生工作的领导，总卫生部不再兼红四方面军卫生部的工作。因此，两个方面军各自成立了卫生部。红四方面军卫生部由苏井观任部长，徐立清任政治委员，同时还调整任命了各军卫生部负责人。红四军卫生部长游德顺，红五军卫生部长陈春甫，红九军卫生部长单承猛，红三十军卫生部长宋杰，红三十二军卫生部长张汝光（红五军、红三十二军是1935年8月由红一方面军拨归左路军指挥的）。为了加强所成立的红二方面军的医务力量，由红四方面军抽调出一个医院作为红二方面军的野战医院。其余医院与总卫生部附属医院合编，作为红四方面军的野战医院，由丁世芳任院长，张恒远任政委。院部设医务处、政治处、管理科，下分3个医疗所。每所有所长、政指、医生、医助、司药、看护和其他人员，共约百人，可收容四百名伤病员。医院数目虽然减少了，但医疗力量得到了加强，趋向健全精干、更加适应部队的机动转移。

红二、四方面军会师后，张国焘分裂党和红军的活动进一步遭到朱德、任弼时、贺龙、关向应等人的抵制与反对，终于被迫同意了北上与中央红军

① 《中国工农红军第四方面军战史》，解放军出版社，1989年版，第351页。

会合的方针。红四方面军政治部于7月3日下达了《北上抗日的政治工作保证计划》。这一指令性计划下达后，部队分别召开了各种会议，深入动员，统一思想认识，做好穿越草地的各项准备工作。在准备工作中，根据前两次过草地的经验，采取了可能办得到的一些措施，在军政首长的重视与卫生机关的参与下，以连、营为单位成立收容小组，团以上单位成立收容队和收容总队；出发前进行卫生教育，行军途中加强急救、收容、治疗工作；总供给部和各军的供给部门筹购酥油、糌粑和帐篷，出发前每人发给15～20斤糌粑和3双草鞋。7月初，红二、四方面军编成三个纵队，先后北上。这是红四方面军第三次穿越草地，虽然准备得比较充分，但选择的路线曲折，路程长，时间久，故依然经历了严重困难，所带粮食不足沿途食用，指战员再次以野菜、草根、皮带、牛皮充饥。[①] 为了部队找到吃的，朱德总司令和董振堂军长冒着中毒的危险，亲自尝食野草，使部队广大指战员深受感动。为了预防误食野菜中毒，总卫生部还专门出版了一期《健康报》，介绍可食用的野菜种类。经过一个多月的艰苦跋涉，再次走出草地。

由于部队刚出草地，体力严重消耗，病员很多。仅就三十一军统计，因病减员共占总减员人数的67%，卫生人员因病减员的比例也很大。为此，除加强住院伤病员的治疗外，在行军途中还积极进行宣传，狠抓部队的卫生防疫工作，同时方面军卫生部还开办了卫生员训练班，以补充团以下卫生员的缺额。[②] 10月9日，红四方面军到达甘肃会宁与红一方面军会师，结束了充满灾难的长征路程。[③]

综上所述，红四方面军从1935年3月西渡嘉陵江起，到1936年10月于会宁同红一方面军会师止的19个月当中，由于张国焘错误路线的领导，使红四方面军屡处险境，部队伤亡过半，部队卫生工作也同样遭受到重大损失，经历了难以想象的困难。但是，红军卫生工作人员和广大指战员一样，以不怕苦、不怕牺牲的革命英雄气概，完成了五次较大战役和千百次战斗的战救

① 《中国工农红军第四方面军战史》，解放军出版社，1989年版，第356页。

② 高恩显：《新中国预防医学历史资料选编（一）》，人民军医出版社，1986年版，第257页。

③ 《中国工农红军第四方面军战史》，解放军出版社，1989年版，第365页。

收治任务，为进一步做好卫生保障工作积累了经验。

第三节　红二方面军长征中的卫生工作

红二方面军是长征后期组成的，下辖红二军团、红六军团。1935 年 11 月 19 日，红二、六军团南下湖南桑植刘家坪开始长征，于 1936 年 4 月在云南丽江渡过金沙江，翻越玉龙雪山。1936 年 7 月 2 日到达甘孜，与红四方面军会师，5 日，奉中央军委指示，红二军团、红六军团与红一方面军第三十二军组成红二方面军，总指挥贺龙、政治委员关向应。在红四方面军左纵队之后跟进，1936 年 10 月 22 日在甘肃静宁县将台堡（今属宁夏）与红一方面军、红四方面军会师，行程近两万里。

一、长征前的医疗卫生准备

在长征之前，结合部队的整编，各级卫生机构也进行了调整。红二军团卫生部长贺彪，所辖红四师卫生部长周长庚，红五师卫生部长董家龙，红六师卫生部长谢江挺，红六军团卫生部长戴正华，所辖红十六师卫生部长刘朋来，红十七师卫生部长彭方复，红十八师卫生部长唐国华，[①] 总指挥部医院院长由戴正华兼任。团以下各级卫生机构的人员也作了调整与加强，使之能够适应部队长征的需要。其次是安置伤、病、老、残人员。军委分会于 11 月中旬派二军团卫生部政委吴国华到洪家关，集中不能随军行动的重伤病员，在一个营的掩护下，把集中起来的伤病员送到乐育。到乐育后，军委分会又派出总医院副政委王玉林负责，把这些重伤病员妥善安置在桥梓湾一带。与此同时，红二军团卫生部还送走了四十名老、残人员，从而使卫生机关大为精干。再次是召开工作检查会议，对丁家溶会议以来的工作进行全面检查总结。

---

① 中国人民解放军历史资料丛书编审委员会：《后勤工作回忆史料（1）》，解放军出版社，1997 年版，第 576 页。

自4月间在大庸丁家溶开展的反对夏曦“左”倾错误的斗争以来，红二、六军团的卫生工作同其他工作一样，逐渐消除了由于“肃反”扩大化所造成的不正常现象，医护人员的革命热情和积极性又得到了发挥，卫生机构中的党组织也得到了恢复，党的生活也正常起来，因而很好地完成了反“围剿”斗争中的医疗救护收治任务。这次对这一段工作进行全面检查总结，使全体卫生工作人员进一步认清“左”倾错误的危害和排除“左”倾领导人之后的新形势，更加坚定了斗争胜利的信心。所以，这次工作检查会议，实际上是一次长征前的政治思想总动员，为做好长征途中的卫生工作打下了牢固的思想基础。最后是精减装备。工作检查会议结束后，卫生人员同全体官兵一样，每人准备了两三双草鞋，一条干粮袋和三天的粮食。① 不必要的、笨重的东西全部抛弃、甩掉，但对药品器材则雇用挑夫全部带走。通过上述组织上、思想上、工作上的一系列措施，全军达到了思想认识上一致，士气高昂旺盛，组织健全精干，为突围长征做好了充分准备。

二、红二方面军组建后的卫生工作

1936年7月初，红二方面军组建后开始北上，分前后两个梯队，先后从甘孜出发，分别经阿坝、包座等地，向哈达铺前进。当红二方面军尚在贵州境内转战途中，由于连续行军，艰苦作战，部队减员很大，共伤亡2000余人。为了保证部队机动转战，卫生人员发扬了吃大苦、耐大劳的精神，白天伴随着伤病员跋山涉水，晚上给伤病员治疗、换药，宁肯自己露宿，也要把房子让给伤病员住。每逢作战，冒着敌人的炮火抢救伤员，有的牺牲在战场上。在乌蒙山区转移时，由于人烟稀少，经常缺粮缺水，生活异常艰苦，加上气候恶劣，生病的很多。为了不丢掉伤病员，全军卫生工作人员都参加了背、抬伤病员，宁肯自己倒下，也不让伤病员掉队。伤病员尽管得不到应有的治疗（没有药品）和休息（连续行军），仍怀着对党对红军的无比信赖，咬紧牙关坚持着跟随部队前进。在翻越雪山，通过草地时，所遇到的困难就

---

① 《中国工农红军第二方面军战史》，解放军出版社，1992年版，第451页。

更大，沿途能够充饥食用的东西已经所剩无几了，卫生机关组织了收容队，把所有掉队的人都收容起来，想尽办法给予生活照顾和可能做到的治疗处置。医务人员抬着担架，冒着狂风，顶着冰雹雨雪，踏着冰滑的雪路和泥沼一步一步地同死神搏斗着。红二、六军团自长征开始到达甘孜，历时 7 个月，行程万里，部队伤亡5300 多人，其中二军团伤员 1680 人，牺牲698 人，安置在群众家里养伤病的三百人。①

在甘孜同红四方面军会师时，红二、六军团编成红二方面军，方面军卫生部也于同时成立，由侯友成任部长（现名侯政）、刘运生任政治委员，设有医务科（科长谭道先）、卫生科（科长蒋耀德）、材料科、中医科（科长杨云阶）和担架队等。同时，由四方面军拨给一个医院作为二方面军医院。这个医院人员较多，也比较健全，共有工作人员 700 多人，设有政治处、医务科、总务科、运输队和妇女连，院部直辖三个医疗所。二方面军所辖的二、六军团卫生部负责人也有变动。二军团卫生部长由侯友成兼任，这时贺彪任红四师卫生部长，董家龙任红五师卫生部长，周长庚任红六师卫生部长。红六军团卫生部长顾正钧，副部长彭方复，医务主任潘世征。这时，三十二军也从四方面军划归红二军团建制，卫生部长吴清培过草地病故，后由张汝光接任。该军九十四师卫生部长吴树隆，九十六师卫生部长李印才。②

综上所述，红二、六军团自 1934 年 10 月于黔东会师以来，共同创建了湘鄂川黔边根据地，卫生工作也随之得到恢复与发展，成立了总指挥部卫生部，建立与健全了总医院和各级卫生机构，保证了部队反“围剿”作战任务的完成。自 1935 年 11 月开始，红二、六军团撤离根据地实施战略转移，在长达一年的长征途中，历尽千辛万苦，战胜无数艰难险阻，越雪山，过草地，于 1936 年 10 月 22 日在甘肃会宁东兴隆镇、将台堡与红一方面军胜利会师。在长征途中，红军卫生工作人员在极端恶劣的环境中，在极端困难的条件下，

① 《中国工农红军第二方面军战史资料选编（四）》，解放军出版社，1996 年版，第 140 页。

② 中国人民解放军历史资料丛书编审委员会：《后勤工作回忆史料（1）》，解放军出版社，1997 年版，第 577 页。

以勇于自我牺牲的革命精神，对伤病员进行了救护安置工作，履行了自己的光荣职责，对保证长征的胜利做出了应有的贡献。同时，还在长征途中新建了卫生组织，成立了红二方面军卫生部，调整了卫生队伍，为以后的发展保存了骨干力量。

第十章

陕甘革命根据地的卫生工作

陕甘革命根据地，亦称西北革命根据地，位于陕西北部和陕西、甘肃边界地区，包括陕甘边区革命根据地和陕北革命根据地，是土地革命战争后期全国“硕果仅存”的唯一革命根据地，不仅为红军三大主力胜利会师提供了稳固的“落脚点”，而且也成为八路军开赴抗日前线的“出发点”。

陕甘边革命根据地是20世纪30年代刘志丹、谢子长、习仲勋等老一辈无产阶级革命家在陕西省和甘肃省交界地区创建的红色根据地，先后经历了三个阶段：寺村原游击革命根据地、照金革命根据地和南梁革命根据地。1927年10月，中共陕西省委领导了清涧、渭华、栒邑、礼泉、澄城等起义，虽然遭到挫折，但武装斗争仍继续进行。从1929年起，刘志丹、谢子长等先后打入陕甘、陕北地区的军阀部队，开展兵运工作。1930年10月，刘志丹利用陇东民团军骑兵第六营营长的名义，发动了“太白起义”，揭开了陕甘边革命武装斗争的序幕。1931年9月，刘志丹在合水县平定川倒水湾对杨培盛、赵连璧、贾生财的三支农民武装进行了整编，这次整编标志着中国共产党陇东地区领导的第一支革命队伍——南梁游击队创立。南梁游击队在林锦庙与转战而来的陕北游击支队会师，1932年1月在正宁柴桥子合编为“西北反帝同盟军”，谢子长任同盟军总指挥，刘志丹任副总指挥，杨仲远任参谋长，全军700余人。1932年2月，西北反帝同盟军在正宁三嘉原改编为中国工农红军陕甘游击队。1932年3月下旬，中国工农红军陕甘游击队在甘肃寺村原、湫头原、五倾原、三嘉原及宁县盘克一带建立了陕甘边第一个红色政权——寺村原革命委员会和寺村原游击根据地。由于李艮执行“左”倾冒险主义的路线，使陕甘红军游击队和寺村原红色政权工作受到很大干扰。1932年12月，陕甘红军游击队在陕西省宜君县转角镇改编为红二十六军第二团。部队组成后，创建照金（耀县城西北）根据地。1933年3月，中共陕甘特委成立，金理科（后张秀山）任书记。不久，陕甘边革命委员会成立，周冬至任主席，照金革命根据地形成。5月，敌以10个团“进剿”照金革命根据地。

8月14日，陕甘边红军临时总指挥部成立。11月7日，临时总指挥部和部队改编为红军第二十六军第四十二师，王泰吉任师长，高岗任政治委员。1934年1月10日，陕甘边革命委员会成立，习仲勋任主席，以南梁（属甘肃省池县）为中心的陕甘边革命根据地形成。2月，成立了根据地最高军事机关——陕甘边革命军事委员会，刘志丹任军事委员会主席、吴岱峰任军事委员会委员兼参谋长。2月至6月，粉碎敌人对陕甘边革命根据地的第一次"围剿"。11月，中共陕甘边区特委和陕甘边区革命委员会在南梁荔圆堡召开陕甘边区工农兵代表大会，选举产生了陕甘边区工农民主政府（亦称南梁政府），习仲勋当选为陕甘边区工农民主政府主席。会议选举产生了陕甘边区革命军事委员会和赤卫军总指挥部，刘志丹任军委主席，朱志清任赤卫军总指挥。陕甘边区工农民主政府的成立，标志着陕甘边革命根据地的发展进入新时期。

陕北革命根据地是在中共陕北特委领导下逐步建立起来的，它的区域包括延长、延川、安定、安塞、清涧、米脂、横山、绥德、葭县、吴堡、神木、府谷、靖边等县大部或一部。1922年8月，陕西建立了党团组织。1928年4月，陕北特委于绥德成立，刘志丹任书记。5月，刘志丹和谢子长一起领导了渭华起义，成立了西北工农革命军。1932年2月，刘志丹、谢子长率领中国工农红军陕甘游击队，创立了照金革命根据地。12月，陕甘游击队改编为中国工农红军第二十六军。1933年3月18日，成立延川游击队。5月，改为陕北游击队第一支队。7月23日，中共陕北特委会在葭县高齐家圳村举行会议，决定开展游击战争，创建红军，并选举崔田夫为特委书记。至翌年3月，建立了4个支队。1934年3月至8月，粉碎了敌人对陕北第一次"围剿"，开辟安（定）延（川）、绥（德）清（涧）、葭（县）吴（堡）、神（木）府（谷）4块革命根据地。7月8日，陕北红军游击队总指挥部成立。9月2日，改为红军陕北独立师。1935年1月30日，改为红军第二十七军第八十四师，杨琪任师长，张达志任政治委员。同日，陕北省苏维埃政府成立，陕北革命根据地形成。

1935年2月，中共陕甘边区特委和陕北特委举行联席会议，成立中共西北工作委员会、西北革命军事委员会，统一领导陕甘边区、陕北两个革命根据地的党组织和红军主力及游击队，惠子俊任工委书记，刘志丹任军委主席，从此，两个革命根据地统称陕甘革命根据地，面积达3万平方千米，人口近百万，主力红军和游击队发展到六七千人。7月，敌人对陕甘革命根据地进行第三次“围剿”。1935年9月，红二十五军到达陕北，与红二十六、二十七军会合，组成红十五军团，徐海东任军团长，刘志丹任副军团长，程子华任政委。1935年10月，中共中央率红军陕甘支队到达陕甘苏区，此后，经过东征、西征，发展为陕甘宁革命根据地。1936年10月，红一、红二、红四方面军在会宁和将台堡胜利会师结束长征。全国抗战爆发前，陕甘宁革命根据地北到长城，南至淳化，西达固原，东到黄河，总面积12.96万平方千米，人口约200万，有36个县和一个特区。1937年3月改为陕甘宁特区，5月改为陕甘宁边区，成立区党委，郭洪涛任书记。

第一节　根据地卫生工作的创建与发展

陕甘红军初建时，人数很少，不时遭受敌人的围追，经常出没在人烟稀少的深山密林中，生活十分艰苦。部队中没有卫生组织，也没有医务人员，有了伤病，靠全体指战员互相关心照顾，不论环境如何恶劣，总是想尽办法带着伤病员转移。根据地建立后，由于有了群众基础，伤员脱离火线后由群众帮助搬运、掩护、洗包伤口、照料饮食。部队按规定给房东以相应的金钱物资报酬，但大部分群众不收，表现出了高度的拥军热忱。后来，由于有了俘虏过来的医务人员，由他们随军治疗。有时也请当地医生为隐藏在群众家中的伤病员治疗，或通过地下党和群众的关系，把伤病员送到附近的中小城镇去治疗。1934 年，在南梁地区曾设立了一个能收容 20 多人的小型医院，但因敌人不断“清剿”，又分散到各游击队去化整为零。当时总指挥部只有一名医生阎玉山，没有其他助手，夜以继日地巡回治疗各部队的伤病员。随着部队的不断扩大，根据地也日趋巩固，医务人员也比过去多些，于 1935 年 2 月在军事委员会参谋处设立军医科，由情报科高朗亭兼科长，其任务是随时抽派一些人去看望安置在群众家中的伤病员，帮助解决生活上的一些问题，对个别伤病员做些力所能及的医疗处置。①

1935 年 4 月，在瓦窑堡附近歼灭了敌军两个营，缴获了敌一个留守团的全部卫生人员和医疗器材。以此为基础，在安定县冯家稍坞成立了西北军事委员会医院，分内外科，外科主任单绍虞，内科主任魏明中（中医），高朗亭任院长。因敌袭扰，医院成立后屡次迁移，最后迁到白岔庙的几个村庄，延

① 高恩显：《新中国预防医学历史资料选编（一）》，人民军医出版社，1986 年版，第 492 ~ 495 页。

长战役后，又有两名医生参加工作，医疗技术力量不断壮大，住院伤病员保持在150人左右，成为陕北根据地红军的医疗中心。[①]

1935年9月，红二十六、二十七军与到达陕北的红二十五军会师，合编为红十五军团，徐海东任军团长，程子华任政治委员，刘志丹任副军团长，钱信忠任军团卫生部长。军团所辖七十五、七十八、八十一师卫生部长，分别是李永春、詹少联、彭绍银。红二十五军的随军医院与陕北红军医院合并，医院扩大，人员与设备俱增，有了相当的规模。合并后的医院由吴子南任院长，高述先任政委，于同年10月移驻延川县的永坪镇。[②] 陕北红军战斗部队的卫生组织，也仿效红二十五军逐步建立起来，部队卫生力量有了明显的增强。

第二节　红一方面军到达陕北后的卫生工作

一、加强根据地医疗卫生工作的管理

1. 设立并完善后方卫生部

1935年10月19日，中共中央率领中国工农红军陕甘支队胜利到达陕北吴起镇与红十五军团会师后，中央立即着手纠正西北根据地肃反中的错误。11月3日，中华苏维埃共和国中央政府决定成立中国工农红军西北革命军事委员会，并恢复红一方面军番号，[③] 辖红一军团（原陕甘支队）和红十五军团。红一军团，卫生部部长姜齐贤，副部长叶青山，一纵队改为二师，卫生部长谷广善，二纵队改为四师，卫生部长先后为李培芬、张步峰；红十五军团卫生部部长钱信忠。11月5日，成立西北军委后方办事处，周恩来兼主任。

① 高恩显：《新中国预防医学历史资料选编（一）》，人民军医出版社，1986年版，第492~495页。

② 中国人民解放军历史资料丛书．《后勤工作文献（1）》，解放军出版社，1997年版，第601页。

③ 《中国工农红军第一方面军史（上）》，解放军出版社，1993年版，第586页。

因总卫生部随四方面军行动尚未到达陕北，西北军委为加强对卫生工作的领导，于瓦窑堡成立了后方办事处，下设后方卫生部，由黄克诚任卫生部长（1936年春黄克诚调走后由姬鹏飞接任），吕振球任政治委员，饶正锡任医务主任。后方卫生部设有医政卫生科、材料科（附卫生材料厂）。归后方卫生部领导的有卫生学校（随一方面军行动的部分）、附属医院和3个后方医院。当时第一后方医院在永坪镇，是以原陕北红军和红二十五军所辖医院合并后扩建而成的，院长李资平，政委易秀湘，有工作人员126人，收容了800名伤病员（后来移驻安塞，改由江一真任院长）；第二后方医院在下寺湾，院长先后为李永春、汪有德，有工作人员200人，收容了500名伤病员；第三后方医院在清涧，院长靳来川，有工作人员70人，收容了160名伤病员；卫生学校的附属医院在瓦窑堡西边的一个小村子里，工作人员不到50人，收容了60多名伤病员。[①]

2. 整顿医院和卫生学校

后方卫生部成立后，利用部队整训的时机，着手对后方医院进行整顿，为即将开始的新战役预作准备。但当时各医院的收治任务都很重，为了创造整顿、调整的条件，必须首先抓紧突击治疗这一环节。为此，后方办事处和后方卫生部联合制定了突击治疗计划，这个突击治疗计划，是1935年11月5日以西北革命军事委员会的名义下发的，名称《西北革命军事委员会成立后方办事处及后方工作计划》，要求在一个月内把现有的2000余名伤病员突击治愈750人出院归队，然后抽出一个医院、8个所，随时准备执行新的战救收容任务，要求各医院全力以赴地完成这项任务；同时，在此计划中还对卫生学校的教学进度也提出了要求，规定了军医班、调剂班和看护班的学习期限，尽快地为部队输送急需的医务卫生人员。[②] 这一计划发出不久，1935年12月5日和27日由毛泽东、周恩来以西北革命军事委员会正副主席的名义分别发

① 饶正锡：《军委卫生部在陕西》，《革命回忆录》，人民出版社，1984年版，第98页。

② 中国人民解放军历史资料丛书：《后勤工作文献（1）》，解放军出版社，1997年版，第457～464页。

布了通令与训令，对有关伤病员的各项经费开支做了明确的规定。[①] 因为有了经费与物资条件的保证，全体卫生人员的工作积极性更加高涨，经过一个多月的突击治疗，有将近半数的伤病员得到治愈归队，从而为整顿、调整医院工作带来了方便。这次整顿，主要着眼于使后方医院小型化、机动化，均以所为活动单位，以适应新的战斗任务需要。本此精神，把附属医院编为一个所，第一后方医院编为十个所，第二后方医院扩编为六个所，第三后方医院编为3个所，共20个休养所。这样，在战时就可以派出若干所随野战军行动，执行作战区的收治任务。

1936年1月，卫生学校看护班的120名学员和调剂班的30名学员都先后毕业，一半充实到部队，一半补充给后方医院，使长征中初级卫生人员因减员造成的缺额得到了缓和。

二、转战中的医疗救护工作

1. 东征作战中的医疗救护

1936年2月红一方面军，东渡黄河进入山西进行东征。为保障东征红军的医疗救护工作，从后方医院抽调了8个所随军行动；从根据地动员了250副担架，集中在河口，担任伤病员的后送任务。随军行动的8个所，不仅负责收容治疗，还承担着部队的卫生防病任务，因而在进军途中，对部队行军卫生、防寒防冻、地方病治疗、卫生宣传教育等方面，都采取了一些保障措施。

为了把东征过程中发生的伤病员顺利地后送到河西根据地，在黄河清水关渡口设立了转运站，开辟了从永和到三交镇的前后方联络线。一军团负责南段，十五军团负责北段，以确保南北两线输送伤病员的安全。同时还在河西的总兵站所在地双庙河设立了一个伤病员检伤分类休养所。从火线上下来

① 中国人民解放军历史资料丛书：《后勤工作文献（1）》，解放军出版社，1997年版，第466页、第469～471页。

的伤病员，经过团、师绷带所急救处置后，由随军的休养所（作为野战医院展开）经南北两线后送到清水关运输站渡河，再经双庙河休养所检伤分类后，再分别后送到延川的第三后方医院和永坪镇的第一后方医院。

东征作战，由于部队渡河后进展迅速，不仅正面战线南北拉长600华里，而且前线与后方的距离也拉长了约300华里，因而各卫生机构的跟进收容发生了极大的困难，不时出现顾此失彼的现象。特别是事前没有预计到战线会拉这样长，战区会这样广阔，对担架等输伤工具的需要量会这样大，因而一度发生了大批伤病员不能及时后运的严重局面。当时兼任后方办事处主任的周恩来给杨立三写信，要其火速动员一百副担架（500名担架员）前去战区支援，并对伤病员的后送工作做了紧急指示。[①]

鉴于东征作战红军处于战场上的主动进攻地位，作战区的交通要道均为红军所控制，战线后方的安全秩序也较好，只要有足够的输伤工具，是可以从容地把伤病员从火线上撤运下来的。到五月间，由于后方的支援担架赶到，一时出现的输伤混乱局面很快得到了扭转。当时凡参战的军、师、团的卫生组织，后送到黄河渡口转运站，这就极大地减轻了随军后方医院（所）的负担。经过两个多月的紧张努力，东征发生的伤病员全部安全地运回到黄河以西的后方医院收治。东征作战的卫生工作任务虽然完成了，但因主要注意力放在了后送伤病员工作上，以致在作战区的后送治疗未能按要求做到，致使伤病员在后送中增加了痛苦，也给后方医院的最终治疗带来了困难。这些缺点，在以后的西征作战中得到了克服。

2. 西征作战中的医疗救护

1936年5月18日，中央军委下达西征战役命令，规定西方野战军西征的第一步任务是夺取并赤化安边、定边、环县、曲子地区。5月19日，西方野战军分左右两路相继出动。红一军团为左路军，经蟠龙、安塞向吴起镇集结；

---

① 中国人民解放军历史资料丛书：《后勤工作文献（1）》，解放军出版社，1997年版，第492~496页。

红十五军团为右路军，经永坪、蟠龙、榆树峁子向新城堡集结。[①] 为保证部队的供应和伤病员的后转，开设了西、北两条兵站线。由吴旗至安边堡为北线。在这条兵站线上，于大河湾设置了兵站医院第三所，于同子设立了伤兵转运站，负责接收北线下来的伤病员。由吴旗至洪德为西线，在这条兵站线上，于元城设立了兵站医院第一所，于洪德设立了兵站医院第二所，院部和第三所设在向门，负责接收西线下来的伤病员。由洪德到前线，则由一军团和十五军团开设野战医院与卫生所，负责作战区的治疗、收容和后送工作。

6 月 14 日，西方野战军领导根据中央军委指示，确定西征作战的第二阶段的基本任务是："以最大努力赤化占领区域，摧毁安边、定边、豫旺（堡）及豫旺城和（等）支点，打击敌出陇部队，肃清民团，解决本部给养、冬服材料。"[②] 为配合部队行动，兵站医院也跟随部队前伸。6 月 6 日，将兵站医院院部移驻彭家门，第三、四所分别设置在黑城岔和罗儿岘。为了缩短后送的距离，及时接收前方转下来的伤病员，根据中央军委毛泽东和周恩来正副主席的命令，除留下几个所收治东征的伤病员外，3 个后方医院均陆续西移。6 月 10 日，第三后方医院由蟠龙移至沙集镇，7 月 7 日又往西移至黑城岔。第二后方医院于 7 月 15 日移至铁边城。第一后方医院于 6 月 15 日转至杨家园子，所属的两个所分别在安定的十里铺和新茂台两处展开。

7 月 27 日，中央军委确定结束西征战役，西方野战军转入休整备战，准备南下，迎接二、四方面军北上。[③] 西征战役中，为做好战救医疗后送工作，划分了作战区、野战后方区和后方区。由洪德附近的何连湾到野战司令部所在地为野战后方区。野战后方区设置兵站医院，接收前方下来的伤员，并后送至后方区。在作战区，由配属各军团的休养所作为野战医院展开，加上师和团的绷带包扎所、伤兵转运站等完成伤病员的救治后转任务。由吴旗到保安为后方区，设置第一、二后方医院（在保安）、第三后方医院（在黑城岔）和卫生学校的附属医院（在安寨），作为最终收治机构。由于事前做了充分准

---

① 《中国工农红军第一方面军史（上）》，解放军出版社，1993 年版，第 650 页。

② 《中国工农红军第一方面军史（上）》，解放军出版社，1993 年版，第 655 页。

③ 《中国工农红军第一方面军史（上）》，解放军出版社，1993 年版，第 659 页。

备，所以西征时的战救、医疗、后送、收治工作都有条不紊，较好地完成了卫生保障任务。

第三节　红军三大主力会师后的卫生工作

一、山城堡战役中的卫生工作

1936 年 10 月，红一、二、四方面军先后在会宁、兴隆镇一带胜利会师后，蒋介石异常惊恐，不顾民族危机和全国人民抗日的强烈愿望，仍坚持其内战反共政策，调集了十几个师的兵力，分四路进行追击，企图消灭红军于黄河以东地区。根据这种情况，中革军委 10 月下旬任命彭德怀为前敌总指挥兼政治委员（11 月初由任弼时任政委），刘伯承为参谋长，统一指挥一、二、四方面军各战斗部队，迎击尾追之敌。这时张国焘却擅自命令红五军、红九军、红三十军西渡黄河，使红一方面军主力的右翼完全暴露在敌人之前，致使夺取宁夏的战略计划未能实现，于是挥师由陇东地区进入陕西，向豫旺县城以东的山城堡地区靠近，把尾追的敌人包围起来。11 月 21 日红军突然发起进攻，经一昼夜激战，全歼敌主力一个旅，其余敌军也被我击溃。这是红军三大主力会师后取得的第一次大捷，也是第二次国内革命战争时期最后的一战。

在这次作战中，全体卫生人员在三大主力胜利会师的鼓舞下，工作热情更加高涨。为了做好这次战役的战救、收容、治疗等各项准备工作，各后方医院和红一方面军各级卫生医疗机构从 10 月下旬起就开展了突击治疗。在很短时间内治愈了大批伤病员出院归队。下寺湾的后方医院治愈出院 100 人，乔家庄的后方医院治愈出院 50 人，红一军团野战医院治愈出院 180 余人。各师、团卫生队（所）也将半数以上的轻伤病员治愈出院。在部队调动中，军团直属队、一师和十五师卫生队，对于不能行动的伤病员，经过深入动员，发给每人 60 元生活费和一些药品，安置在群众家中，并对收留者进行宣传，给以安置费。同时，将兵站医院收容的 200 名重伤病员，转送到下寺湾和王家坪的后方医院，以便空出床位随军行动。在战斗发起前，总卫生部把战地卫生机构作了统一调整部署，从山城堡经吴起镇到后方区的沿途，都设置了卫生机构，在紧靠作战区的黑城岔设置了伤员转运站，[1] 红一军团野战医院部署在何连湾，红十五军团的野战医院部署在萝卜原，在张木岔和铁边城各部署了一个兵站医院，在姬家元、张要崄、墟沟门、高家塔各部署了一个兵站医院分所。战斗打响后，各师、团卫生人员都逐级前伸进行抢救、包扎、后送，经过后送路线上各级卫生组织的治疗，所有伤病员都安全地送到后方医院。圆满地完成了这次战役的医疗救护后送任务。

山城堡战斗后，朱德、张国焘率领的红军总部于 12 月 2 日到达陕北保安，与党中央会合。这时，随中央红军到达陕北瓦窑堡的卫生学校部分人员，在周恩来的关怀下，由王斌主持复课。周恩来还亲自到校作报告，讲解当前形势，勉励学员要更加发愤学习。1936 年在陕北桃儿湾，与随二、四方面军北上的卫生学校校部和另一部分教职学员合在一起，举行了会合仪式。这时中央派贺诚随红军总政治部主任王稼祥去苏联治病，由王斌接任校长，不久，军医班第七期学员毕业。这所由红军自己创办的卫生学校，在长征中受到极大的锻炼，有些同志还献出了宝贵的生命，以其艰苦卓绝的实际行动，为我军的医学教育史写下了光辉的篇章。

二、红军卫生组织机构的完善和整编

红军总部与党中央会合后，为实现三个方面军的统一指挥，成立了前敌总指挥部。跟随左路军长征的总卫生部，又回到中央军委的直接领导下。根据中央军委的指令，总卫生部仍沿用过去的编制。总卫生部长贺诚，政治委员刘惠农，副部长姜齐贤。野战军卫生部由总卫生部兼，直辖第一、二两个兵站医院。军委后方办事处卫生部，改为后方卫生部，亦划归总卫生部领导。后方卫生部部长姬鹏飞，政委吕振球，医务主任饶正锡。[2] 后方卫生部直辖卫

---

① 中国人民解放军历史资料丛书：《后勤工作文献（1）》，解放军出版社，1997 年版，第 547 页。

② 中国人民解放军历史资料丛书编审委员会：《后勤工作回忆史料（1）》，解放军出版社，1997 年版，第 618 页。

生学校、附属医院及第一、二、三、四后方医院。各军团、军卫生部的人事也有变动。第一军团卫生部长叶青山，政委肖望东，副部长谷广善，十五军团卫生部长钱信忠。第二方面军卫生部长侯友成（兼二军团卫生部长），政委刘运生，第六军团卫生部长顾正钧，副部长彭方复，医务主任潘世征，第三十二军卫生部长张汝光，政委姜胜。第四方面军卫生部长苏井观（兼西路军卫生部长），政委徐立清，野战医院院长丁世芳。第四军卫生部长游德顺，政委鲍光志。第五军卫生部长陈春甫。第九军卫生部长单承猛。第三十军卫生部长宋杰。第三十一军卫生部长周吉安。后方各医院的编制，以第一后方医院最大，院长李资平，下设两个医疗组。第一组有各种工作人员 68 人，第二组 56 人。第二后方医院院长汪友德，第三后方医院院长靳来川，第四后方医院院长李培芬。其他后方医院都比较小，没有分组，各院工作人员都是 60 人左右。

1936 年 12 月 2 日，前敌总指挥部颁布了红军编制表，统一了三个方面军的编制，都实行了小团大连制。军以下各级卫生机构的编制是："军设卫生部，有部长、政委各 1 人，下设医务、管理二科。医务处（科）有主任 1 人，医生和司药各 2 人，另有看护班 16 人和担架排 33 人。管理科有科长 1 人，管理员 2 人、通讯员 4 人、另有警卫班和炊事班。军卫生部共有工作人员 87 人，除平时卫生工作外，在战时开设野战医院。各师的卫生机构改称卫生队，编有队长、政指、医生、司药、看护长各 1 人，看护 4 人，另有 45 人组成的担架排（分 4 个班），共 54 人。团卫生机构统改称卫生所，编有主任、司药、卫生长各 1 人，看护 4 人，共 7 人。依此编制，全军在一个月内整编完毕，从而使三个方面军军以下的卫生机构编制与名称得到统一。据 1937 年 1 月份不完全统计，几个野战军共有卫生人员 1154 人（不包括后方机关）。其中，总直属队有 230 人，15 军团有 117 人，二方面军有 224 人，红四军有 129 人，三十一军有 128 人。卫生人员总数占红军总人数的百分之三点八五。经过整编，红军卫生组织趋于健全，人员也比较充实。"①

---

① 高恩显：《新中国预防医学历史资料选编（一）》，人民军医出版社，1986 年版，第 239 ~244 页。

三、西路军战时医疗救护工作

在三大主力红军会师的时候，中共中央和中革军委把宁夏战役作为在政治上军事上打开新局面的决定的一环，抓紧进行部署。根据中革军委命令，红四方面军第三十军于10月24日夜渡过黄河；随后，第九军和红四方面军总部及第五军也渡过黄河，准备执行宁夏战役计划。红四方面军以上各部渡过黄河后，迅速击破敌人阻击，占领一条山大部村寨和五佛寺一线，成为河西部队。11月6日，河西部队向中革军委提出《平（番）、大（靖）、古（浪）、凉（州）战役计划》，9日开始西进，11日，中共中央和中革军委致电红四方面军领导人，令河西部队称西路军、领导机关称西路军军政委员会，管理军事、政治与党务，以陈昌浩为主席，徐向前为副主席。

西进的西路军深入河西走廊，受到马步芳、马步青国民党军队的围追"兜剿"，广大指战员坚决执行中央命令，不怕牺牲，浴血奋战。虽然毙伤俘敌人约2万人，但由于无根据地作依托，又无兵员，物资的补充，孤军作战，在敌众我寡的极端不利的情况下遭到失败。

西路军卫生部由苏井观任部长，徐立清任政委，杨锡光任医务主任，丁世芳任医院院长。[1] 在1936年12月到1937年2月的这段时间里，部队处境最艰苦，打仗最多，卫生人员和妇女担架队员们的工作量也最大。每次战斗，他们都随部队冒着枪林弹雨，出生入死，抢救、转运伤员。医护人员少，任务繁重而又急迫，常常是正在紧张地为伤员治疗、换药的时候，前方战斗又打响了，这时就要立即抽调出医护人员到战场上进行急救，工作繁杂，紧张忙碌，几乎日夜得不到休息。

遭受惨重损失的两路军的一部分同志，抱着坚定的革命信念，历尽千辛万苦，回到黄河以东，到了陕北根据地；另一部分人进入祁连山。入山以后，由于衣服单薄，气候寒冷，又没有粮食，生活更加艰苦。伤病员缺乏药品、

---

① 中国人民解放军历史资料丛书编审委员会：《后勤工作回忆史料（1）》，解放军出版社，1997年版，第590页。

敷料和绷带等，其苦尤甚。经过四十多天，走出祁连山，在红柳园同敌人打了一仗，突围后到达星星峡，受到党中央派出的代表的迎接。在星星峡将剩下的八百多人编为一个纵队，对外称“新兵营”，进入新疆。到新疆时，西路军的卫生人员只剩下苏井观、杨锡光、隰积德、肖邦宁等十几人了。① 由这些人组成医疗所，负责全纵队的医疗卫生工作，他们既是医生，又当护士，又做卫生防疫工作。他们边工作边在地方医校、医院进修、学习。苏井观先期回到陕北，其他同志于1940年冬返回延安。

在西北革命根据地日益发展和巩固的同时，根据地的政权组织也逐步建立健全起来。西北革命根据地的最高政权组织为1935年11月成立的中华苏维埃共和国中央政府西北办事处，秦邦宪任主席并兼任外交部部长，林伯渠任财政部部长，邓发任粮食部部长，王观澜任土地部部长，崔田民、毛泽民先后任国民经济部部长，徐特立任教育部部长，蔡权藩任司法内务部部长，邓振恂任劳动部部长，罗梓铭任工农检查局局长。② 西北办事处先后领导陕北、陕甘、陕甘宁3个省及神府、关中2个特区苏维埃政府。马明方、马佩勋先后任陕北甘宁省苏维埃政府主席，乔钟灵任神府特区苏维埃政府主席，秦善秀任关中特区苏维埃政府主席。此外，3个省都成立了少共省委（青年救国会）和省工会，领导48个特区、县、市少共（青救）委员会，30个特区、县、市工会，36个县有妇女组织。根据地人民群众的卫生防疫也提上了议事日程。

四、抗战前医疗卫生的救护准备

三大主力红军的组织调整和整编刚刚完毕，即爆发了震惊中外的西安事变。红军遵照党中央的指示，南下关中，准备迎击国民党亲日派的可能进攻。为保证红军南下，当即根据兵站线的移动，对兵站医院做了重新部署。把两个兵站医院部署在从庆阳、悦乐、元城镇、吴起镇之线，进行收容治疗和后

---

① 中国人民解放军历史资料丛书编审委员会：《后勤工作回忆史料（1）》，解放军出版社，1997年版，第591页。

② 宋金寿：《陕甘宁边区政权建设史》，陕西人民出版社，1990年版，第58页。

送的准备工作。各军都成立了收容队。沿途设置了物资供应站、转运站和政治鼓动棚等。当部队出发之后，总指挥部还下发了《收容队工作须知》的指导文件，强调做好收容救护工作是巩固部队战斗力的重要保证之一，并对各级卫生机构的任务提出了明确要求。在行军途中，各级卫生机关采取各种防病措施，积极进行卫生宣传活动，协助收容队收容治疗，帮助抬运掉队战士，为他们背枪、煮饭、烧开水。不能随军行动的重伤员，除少数安置在沿途群众家中外，大都送往后方。1937 年 1 月，部队开到西安附近的淳化、富平、三原地区。这时，西安事变已和平解决，全民族抗战的大好局面到来，从此，红军转入了积极准备参加抗日战争的新阶段。

经过党的抗日民族统一战线思想教育，全军卫生人员认清了形势，清除了顾虑，斗争意志更加坚强。遵照中央军委毛泽东主席 1937 年 2 月 6 日对卫生工作的指示，把部队卫生工作的重点放在“训练所有卫生干部，提高工作能力，防止流行性传染病”方面来，以配合与保证部队整训与练兵任务的顺利完成。① 为此，加强了对红军卫生学校的领导，由王斌任校长，吴强任政委，孙仪之任副校长。教员有戴正华、李治、李维桢、张伯华等人。学校设立了政治部、教育科、文书科和管理科。在校学生有军医班的 8、9、10 期，调剂班第 4 期，共有学员 145 人，分编 2 个大队，在简陋的环境条件下复课。3 月，第 8 期军医班学员毕业，学校迁至甘谷驿，又招收了 11、12、13 期学生，学校规模扩大，教员增加，学员达 300 余人，编为 3 个大队。② 4 月间，学校迁移至三原附近的云阳镇，又招收了一个护士大队，工作人员也有补充，学校规模更加扩大，各级组织更加健全，教学工作又前进了一大步。

为了开展以部队练兵为中心的卫生防病工作，恢复了连队的卫生课制度，提高了广大指战员的卫生知识水平。由于环境比较安定，生活条件有所改善，在各级军政首长的重视下，部队讲究卫生的良好习惯和开展卫生运动的光荣传统也恢复了。例如，在红二方面军“五一”运动会的竞赛项目中，就有卫

① 高恩显：《新中国预防医学历史资料选编（一）》，人民军医出版社，1986 年版，第 238 页。

② 王冠良：《中国人民解放军医学教育史》，军事医学科学出版社，2001 年版，第 18 页。

生竞赛一项，包括厕所加盖、理发、搭晒衣架等竞赛项目。各内务班都有自制的痰盂，不准随地吐痰。各团分批集训炊事员，讲解饮食卫生知识，杜绝消化道传染病的渠道和媒介。疏通沟渠，清理驻地周围的垃圾，消灭蚊蝇滋生地。总卫生部还印发了开展连队卫生工作的指导文件和识别传染病主要症状的标志图表，使各级卫生机关的工作有所遵循。部队的文体活动也十分活跃。因之部队的卫生健康面貌显著改观，发病率大大降低，因病住院人数仅占部队总人数的1%左右。

在组织上，也做了抗日准备。1937年1月12日抗日红军总部发布了新的红军编制表，各部队依此再次进行整编。根据新的编制表，师、团两级卫生组织又恢复了卫生部与卫生队的名称。团卫生队编有队长、政指、医生、司药、看护等共111人。师卫生部编有卫生主任、司药、看护等共13人（不收容伤病员）。各团的伤病员直送军卫生部收容。如师单独行动时，则由军卫生部调配一个机动卫生队和一个担架中队随该师行动，执行收治伤病员的任务。军卫生部编有部长、政委、副部长、卫生主任、医生、司药、看护等共95人；此外，还视军所辖师的数目另编机动卫生队：如辖两个师，则编两个机动卫生队，余类推。机动卫生队的编制有队长、政指、医生、司药、看护等98人，实际上是一个小型野战医院。军卫生部的担架队另有编制，每个担架中队共有246人，也视军所辖师的多少而定担架中队的数目。7月7日卢沟桥事变爆发后，中共中央根据团结抗日同国民党政府达成的协议，将红军改编为国民革命军第八路军，三个方面军的部队分别编为一一五师（一方面军）、一二〇师（二方面军）、一二九师（四方面军）。红军总卫生部改编为军委总卫生部，下辖六个军医院。总卫生部部长先后由姬鹏飞、姜齐贤、饶正锡担任，马海德任卫生顾问。总卫生部下设医务科（科长张启鸾）、防疫科（科长曾育生）和药材科（科长刘放）。[①] 原三个方面军的卫生机构，分别改编为上述三个师的军医处和军医院，并成立了旅军医处和团卫生队，营设卫生所，连有卫生员。

---

① 高恩显：《革命战争时期军委总卫生部组织沿革》，《解放军卫勤杂志》2007年第3期。

综上所述，由于红军三大主力的胜利会师，红军卫生工作在经受了长征的严峻考验之后，又获得了发展，各级卫生组织均得到加强，划一了编制与名称，形成了一个健全而又统一的卫生业务工作体系，成为红军的一个重要组成部分。在积极准备对日抗战的前夕，不仅在工作上保证了部队练兵任务的顺利完成，而且根据对日作战的需要，在思想上和组织上完成了巨大的转变。尔后，根据党中央的决定，八路军的三个主力师挺进华北抗日最前线，揭开了抗日战争时期部队卫生工作新的一页。

结　语

经过建党时期和第一次国内革命战争时期的理论探讨、酝酿摸索和第一次国共合作的斗争实践，中国共产党开始了独立领导革命事业的新时期。在领导以武装斗争为主要形式、以土地革命为中心内容、建立工农政府的苏维埃革命中，党领导的人民卫生防疫事业奠定了千秋基业。

从“八一”南昌起义开始到各红军的成立壮大，红军和根据地的医疗卫生防疫工作在党的政治机关的领导下从无到有从小到大逐步发展。在古田会议上，中国共产党关于人民军队的根本建军原则得以确立，工农红军的卫生工作原则也明确起来，医疗卫生工作不再仅仅是单纯的技术工作，而是为党和红军的整体事业、为革命的政治军事服务的重要方面，从而根本区别于军阀旧军队的军医事务，使得红军和根据地的人民卫生防疫事业有了坚实的政治基础，在实践上初步建立了军民一体化的医疗卫生防疫体系。

1931 年中华苏维埃共和国临时中央政府的成立为苏区的人民卫生防疫做了整体规划设计。临时中央政府一成立就责成内务人民委员会兼管卫生，建立了卫生管理局和省、县、区的相应机构，和中革军委总军医处一起，形成了比较完备的苏区卫生行政管理系统，体现了中华苏维埃共和国宪法、劳动法劳动人民当家做主、为最广大人民群众谋利益的精神。

有了坚强的领导，苏区人民的卫生防疫事业必然获得全面发展，呈现新姿。红军系统的各类医院——野战医院、兵战医院、预备医院、后方医院——开始建立起来，地方系统的卫生机构——从乡镇诊疗所到国家医院——也逐步完善，并且一步步建立了就医介绍制度、出入院规定、药品器材申领制度，以及各种统计报表等，加强了对卫生医疗机关的管理，使医疗机构的运行紧张有序，使卫生行政机关胸中有数，能够当好上级领导的助手和参谋，两者结合起来为苏区军民服务，大大改善了苏区人民的医疗卫生状况。军地各类医院的建立使红军战伤救护体系渐成规模，适应了反军阀战争的需要。

为了克服苏区医务人才严重缺乏的局面，苏区的医学教育也开始了，成立了红军卫生学校，各类各级医院利用一切条件，开办训练班，培训医护人员，极大地推动了苏区医疗卫生事业的发展。而以卫生材料厂为代表的药品生产机构的建立，对打破军阀封锁做出重要贡献，苏区各药厂、医院和广大医务人员以高度的政治热情，发挥聪明才智、积极创新，自己动手制作器械，土法上马制造药品，使用挖掘土方草药，抢救了战士的生命，保护了军民的健康，培育了独立自主克服困难的革命精神。

面对苏区瘟疫的肆虐，党领导军民进行了大规模的群众卫生防疫运动，形成了预防为主的理念，成为新中国卫生工作方针的重要内容。在卫生防疫运动中，苏维埃临时中央政府和中革军委总卫生部颁发一系列规章制度、条例法规，如《苏维埃区域暂行卫生防疫条例》《卫生运动纲要》，体现了中国共产党以法治国、执政为民的理念。正是在这些法律法规的指导下，苏区军民进行了广泛深入持久的卫生防疫运动，极大地普及了卫生常识、克服了不卫生的旧俗陋习、提高了卫生精神文明水平、保障了广大军民的健康。这是中国共产党群众路线的光辉实践，是近代中国历史上第一次大规模的群众卫生防疫运动。

1934 年年初，中华苏维埃共和国临时中央政府主席毛泽东在“二苏大会”上做报告，全面总结政府工作，号召共产党员和苏维埃工作人员“关心群众生活，注意工作方法”。“许多人生疮害病，想个什么办法呢？一切这些群众生活上的问题，都应该把它提到自己的议事日程上。应该讨论，应该决定，应该实行，应该检查。”这为苏区的医疗卫生防疫工作指明了方向。

事物总是曲折发展的，革命道路也是不平坦的。以王明为代表的“左”倾教条主义错误在党中央占了统治地位，打击、排挤以毛泽东等坚持正确策略和主张的领导干部，给党和中国革命事业造成巨大危害，党的白区工作损失了几乎 100%，苏区工作也损失 90% 以上，红军被迫进行战略大转移——长征，党开辟的人民卫生防疫事业也被迫曲折发展。

遵义会议纠正了党内错误领导，确立了毛泽东在红军和党内的领导地位，从而挽救了革命、挽救了党、挽救了红军。参加长征的红军卫生人员牢记自己的职责，在长征极端困难的条件下，为抢救战友的生命、保护同志们的健康，做出了积极的贡献，甚至献出了生命。胜利到达陕北后，他们又在党的领导下，把人民卫生防疫事业恢复起来、传承下去，如同中国革命不可战胜一样，人民卫生防疫事业也是千秋永存的。

参考文献

[1] 毛泽东．毛泽东选集：第1卷［M］．北京：人民出版社，1991.

[2] 毛泽东．毛泽东文集：第1卷［M］．北京：人民出版社，1993.

[3] 毛泽东．毛泽东军事文集：第1卷［M］．北京：人民出版社，1993.

[4] 毛泽东．毛泽东军事文集：第1卷［M］．北京：军事科学出版社，1993.

[5] 邓中夏．邓中夏文集［M］．北京：人民出版社，1983.

[6] 方志敏．方志敏文集［M］．北京：人民出版社，1985.

[7] 中央档案馆．中共中央文件选集：第一册（1921—1925）［M］．北京：中共中央党校出版社，1982.

[8] 中央档案馆．中共中央文件选集：第三册［M］．北京：中共中央党校出版社，1989.

[9] 江西省档案馆，中央江西省委党校党史教研室．中央革命根据地史料选编（1）［M］．南昌：江西人民出版社，1982.

[10] 江西省档案馆，中央江西省委党校党史教研室．中央革命根据地史料选编（中）［M］．南昌：江西人民出版社，1982.

[11] 江西省档案馆，中央江西省委党校党史教研室．中央革命根据地史料选编中册［M］．南昌：江西人民出版社，1982.

[12] 江西省档案馆，中央江西省委党校党史教研室．中央革命根据地史料选编（下）［M］．南昌：江西人民出版社，1982.

[13] 湘鄂赣革命根据地文献资料编写组．湘鄂赣革命根据地文献资料第1辑［M］．北京：人民出版社，1985.

［14］湘鄂赣革命根据地文献资料编写组．湘鄂赣革命根据地文献资料第2辑［M］．北京：人民出版社，1986.

［15］江西省档案馆．闽浙赣革命根据地史料选编（上册）［M］．南昌：江西人民出版社，1987.

［16］政协江西省横峰县委员会文史资料研究委员会编．横峰文史资料：第1辑［M］．1987.

［17］中央档案馆、福建省档案馆．福建革命历史文件汇集（1927—1930）．1985年内部刊印．

［18］湖南省财政厅．湘赣革命根据地财政经济史料摘编［M］．长沙：湖南人民出版社，1986.

［19］湖南省财政厅．湘鄂西、湘鄂川黔革命根据地财政经济史料摘编［M］．长沙：湖南人民出版社，1998.

［20］川陕革命根据地历史文献选编编委会．川陕革命根据地历史文献选编（上）［M］．成都：四川人民出版社，1979.

［21］川陕革命根据地历史文献选编编委会．川陕革命根据地历史文献选编（下）［M］．成都：四川人民出版社，1979.

［22］张奇秀．后勤史资料选编（3）［M］．北京：北京金盾出版社，1993.

［23］高恩显．新中国预防医学历史资料选编（一）［M］．北京：人民军医出版社，1986.

［24］中国人民解放军政治学院党史教研室．中共党史参考资料（7）［M］．北京：人民出版社，1979.

［25］中国人民解放军政治学院中共党史教研室．中共党史参考资料（14）［M］．北京：人民出版社，1979.

［26］中国人民解放军历史资料丛书编审委员会．后勤工作大事记［M］．北京：解放军出版社，1997.

［27］中国人民解放军历史资料丛书编审委员会．后勤工作：表册（1）［M］．北京：解放军出版社，1999.

[28] 中国人民解放军历史资料丛书编审委员会．后勤工作文献（1）[M]．北京：解放军出版社，1997.

[29] 中国人民解放军历史资料丛书编审委员会．后勤工作回忆史料（1）[M]．北京：解放军出版社，1994.

[30] 红军第二方面军战史编辑委员会．中国工农红军第二方面军战史资料选编（四）[M]．北京：解放军出版社，1996.

[31] 丁名宝．毛泽东卫生思想研究 [M]．武汉：湖北科学技术出版社，1993.

[32] 中国老区建设促进会．中国革命老区 [M]．北京：中共党史出版社，1997.

[33] 余伯流，陈钢．井冈山革命根据地全史 [M]．南昌：江西人民出版社，1998.

[34] 总后政治部宣传部编．革命卫生工作回忆录 [M]．北京：人民出版社，1979.

[35] 徐占权．中央苏区军队建设 [M]．北京：中央文献出版社，2009.

[36] 张汝光．中国工农红军卫生工作史略 [M]．北京：解放军出版社，1989.

[37] 胡国挺．共和国之根 [M]．北京：中共党史出版社，2009.

[38] 中国人民解放军总后勤部卫生部．创业维艰 [M]．北京：人民军医出版社，1983.

[39] 湘鄂川黔革命根据地史稿编写组．湘鄂川黔革命根据地史稿 [M]．长沙：湖南人民出版社，1985.

[40] 张全德．医药卫生史简编 [M]．河南省卫生厅，1986.

[41] 总后卫生部办公室．军队卫生工作回忆录．未刊稿．

[42] 刘明逵，唐玉良，等．中国近代工人阶级和工人运动（1－14）[M]．北京：中共中央党校出版社，2001.

[43] 冯彩章．贺诚传 [M]．北京：解放军出版社，1984.

[44] 冯彩章，李葆定．红医将领 [M]．北京：北京科学技术出版

社，1991.

［45］宋金寿．陕甘宁边区政权建设史［M］．西安：陕西人民出版社，1990.

［46］王冠良．中国人民解放军医学教育史［M］．北京：军事医学科学出版社，2001.

［47］《苦斗十年》编辑组．苦斗十年（上）［M］．北京：解放军出版社，1989.

［48］中共福建省委党史研究室，等．闽浙皖赣革命根据地（上）［M］．北京：中共党史出版社，1991.

［49］中共福建省委党史研究室，等．闽浙皖赣革命根据地（下）［M］．北京：中共党史出版社，1991.

［50］军事科学院军事历史研究部．中国人民解放军战史（1）［M］．北京：北京军事科学出版社，1987.

［51］国防大学《战史简编》编写组．中国人民解放军战史简编［M］．北京：解放军出版社，2001.

［52］中国工农红军第一方面军战史编辑委员会．中国工农红军第一方面军史［M］．北京：解放军出版社，1993.

［53］中国工农红军第二方面军战史编辑委员会．中国工农红军第二方面军战史［M］．北京：解放军出版社，1992.

［54］中国工农红军第四方面军战史编辑委员会．中国工农红军第四方面军战史［M］．北京：解放军出版社，1989.

［55］湖南《大公报》，1921 年 4 月 25 日。

［56］《红旗日报》，1930 年 9 月 19 日。

［57］《红色中华》，1932 年，1933 年，1934 年。

［58］《红星报》，第 10、17 期。

［59］《近代史研究》，1980 年第 1、2 期。

［60］《红旗》，第 112 期，1930 年 6 月 21 日。

［61］《风展红旗》，1982 年第 2 辑，福建人民出版社。

[62]《青年实话》，第3卷第4号。

[63]《红色卫生》，第3期。

[64]《湖北卫生志资料选编》1985年第7辑。

[65]《党史纵横》，1995年第6期。

[66] 朱贵云. 革命回忆录（1）[M]. 北京：人民教育出版社，1980年.

[67] 朱贵云. 革命回忆录 [M]：北京：人民教育出版社，1984年.

[68]《中华护理杂志》，1957年第5期。

[69]《医学史与保健组织》，1958年第4期。

[70]《干部必读》，第36期，1933年8月11日。

[71]《干部必读》，第37期，1933年8月13日。

[72]《经济建设报》，第8期，1934年2月18日。

[73]《解放军卫勤杂志》，2007年第3期。